CONTENTS

CONTENTS

CONTENTS

はじめに

『あなたとあなたの子どもは、もっと幸せになっていい』

この本のテーマであり、私は心からそう思っています。

そのために大切なことがあります。

「ありのままの自分を認め、愛する」ということです。

あなたが自分自身を認め、そして愛していないと、実の子どもであっても愛を与えることができないからです。コップに十分な水が入っていないと、他の人に与えることができないですよね。それと同じです。

私は、愛と笑顔と可能性に満ちた世界の実現には、女性と子どもが重要な鍵を握っていると考えています。

女性は本来、太陽のような存在です。女性が本来の輝きを取り戻すことができたら、家庭は明るくなり、子どもは希望に満ちていきます。もちろん、男性はさらに女性のために尽くすようになり、働くことが無上の喜びとなることでしょう。

例えば「自分を認め愛する」ためには、「もっとお金を得なければならない」「もっと広い家に住まなければならない」「もっと勉強しないといけない」、などと思われている方が多いのではないでしょうか。

かつての私がそうでした。その頃の私は「今の自分じゃダメだ」という気持ちが、常に心の底にありました。

そのような「今の自分はダメだから、自分を認めるためには、もっと頑張らなければならない」、というような自分を追い詰める発想では、とても苦しくなってしまいます。

たくさんのお金を得たとしても、その次には「お金は手に入ったけど、友人が少ないから駄目だ」「もっと勉強しなければならない」などといった気持ちや葛藤が、次から次へと湧いてくるようになるでしょう。

私が思う「自分を認め愛する」ということは、「**ありのままの自分に戻っていくこと**」です。

なぜなら、人はもともと完璧な存在だからです。

例えるなら、知能、体力、人脈、経済力などはそのままの状態で、赤ちゃんのような考え方に戻っていく、ということです。

赤ちゃんは、私にとって最高の師匠です。

赤ちゃんは、決して「今の自分じゃダメだ」とは考えません。体の大きさも、肌の色も、家柄も関係ありません。お金持ちに生まれたかどうか、他の赤ちゃんと比べたり、自慢することもありません。いつでも希望に満ちていて、無償の愛を与え、そして無償の愛を受け取っています。「マイナスの思い込み」や「行き過ぎたネガティブな感情」を持つことはありません。

将来への不安もありません。

それが、かつてのあなたであり、あなたの子どもの本来の姿でもあります。

あなたとあなたの子どもは、世界でたった1人しかいない尊い存在です。

お母さんが本来の輝きを取り戻し、笑顔でいっぱいになると、子どもの能力は自然に開花していくようになります。


この本では「本来の自分に戻っていく」ことを阻害する「**マイナスの思い込み**」や「**行き過ぎたネガティブな感情**」を**一瞬で外すことができる方法**や、子どもの**能力を一瞬で高めることができる方法**をお伝えしていきます。

その効果の高さに、あなたはきっと衝撃を受けることでしょう。さらに『**スーパーキッズ養成の公式**』も、この本で初公開します。


人は本来、誰でも天才なのです。あなたとあなたのお子さんも例外ではありません。あなたもお子さんも、もっと自由に、もっと幸せになっていいのです。

さあ、これからワクワクの世界、そして未来を一緒に作っていきましょう!

第①章

なぜ子どもは、本来の才能を開花できないのか？

1 子どもが「できない」原因は、お母さんの心のブレーキ

「うちの子はなんで勉強ができないんだろう?」
「どうして全然言うことを聞いてくれないの?」

わが子に対してそのように思ってしまうのは、お母さん自身が子どものことを、次のように**思い込んでいる**場合がほとんどです。

「勉強ができない子」
「言うことを聞いてくれない子」

例えば子どもが、プロ野球選手や科学者になりたいと言ったとします。
そんなときに、お母さんが「それは難しいかも」と思っていたら、その思いは、子どもにも伝わってしまいます。

口では「頑張ってね」と言いながらも、お母さん自身が「無理だ」「難しい」などと思っていると、子どもはそれを敏感に察知し「自分には無理なんだ」という「マイナスの思い込み」が生まれてしまいます。

そんな「マイナスの思い込み」や行き過ぎたネガティブな感情が「心のブレーキ」となり、子どものやる気をそいでしまいます。

例えば、自分の子どもを他の子と比較してイライラしたり、ご主人の収入や家計のことで不安になってイライラしてしまうと、それらがお母さんの「心のブレーキ」になっていきます。

そのイライラが伝わると子どもは委縮してしまい、「自分はダメなんだ」という「マイナスの思い込み」が生まれてしまいます。

つまり、思い込み、**イライラ、不安などがお母さんの心のブレーキになり、それが子どもにも伝染して、それに囚われてしまう**のです。そうすると、子どもにも同じように心のブレーキがかかってしまいます。

お母さんと子どもは、まさに「一心同体」なのです。

どんな子どもでも、スーパーキッズになれる素質を持っています。

それを最大限に引き出すことができるのは学校の先生でも、塾の先生でもありません。

子どもにとって、一番身近でなくてはならない存在の「お母さん」なのです。

しかし、そのお母さんが心のブレーキをかけたままでは、子どもは成長することができません。

「何でうちの子は勉強ができないの？」

実は、その原因はお母さん自身にあったのです。

❷「マイナスの思い込み」が「心のブレーキ」になる

マイナスの思い込みは、そのほとんどが、生まれてから5歳くらいまでの間に形成されてしまいます。

意識には2種類あります。
自覚できる意識を「顕在意識《けんざいいしき》」。
無自覚な意識を「潜在意識《せんざいいしき》」といいます。

潜在意識の中の「マイナスの思い込み」は、主に幼少期のトラウマ的な経験などを通じて形成されていきます。
幼い頃、両親から無視されたように感じた、厳しい言葉を投げ掛けられていた、身体的な暴力を受けていた、などのネガティブな出来事が潜在意識へと蓄積され、成人した後の行動や判断にも影響を与えます。

例えば、赤ちゃんの時にあまり肉親に愛情をかけてもらえなかった、構ってもらえなかった、などという環境で育った場合、心の奥に「自分は愛されない」「自分なんて」という自己否定の感情が生まれ、**「負の感情の記憶」**が心の奥底の潜在意識に留まってしまうのです。

私自身、実はそういうマイナスの思い込みを刷り込まれることが多い環境で幼少期を過ごしてきました。

2歳の頃だったと思います。「うちは普通の家庭じゃない」ということに気が付きました。その時は幼かったのでよく分からなかったのですが、気が付いたら暴力が絶えない、いわゆるＤＶ家庭の中で育っていたのです。

父がなぜ暴力を振るうのか……、その理由は、小学校低学年の頃に分かりました。「お金のことでもめている。お金がないからイライラしているんだ……」と。

いま考えれば、父は一生懸命働いていました。ところが、働いても、働いても、思うようにお金が入ってこない。そのストレスのはけ口が、家庭内での暴力という形になって現れてしまったのだと思います。

私はそんな父を見て、母に言いました。

「サラリーマンじゃなくて、社長になったらいいのに！」

幼かった私は、社長になるとお金に苦労しないと思っていたのです。

「そうよね、あなたは頑張って社長になりなさい」

そんな答えが返ってくるものと思っていましたが、実際には真逆の反応が返ってきました。

「今なんてこと言ったの⁉ 社長⁉ 絶対ダメよ！ あなたは一生懸命努力して、いい大学に入って公務員になりなさい」

ものすごい剣幕でそう話す母に唖然としてしまい、ぽかんと口を開けていたことを覚えています。

それ以後、母からは「あなたは堅実な道を選びなさい。社長なんて絶対考えちゃダメよ」とずっと言われ続けました。その上、父からは「サラリーマンはきつい」と言われ続けました。子どもながらに「じゃあ、大人になったらどうしたらいいんだ！」とやるせない気持ちになりました。そのため私には、サラリーマンになることも独立して社長になることも、どちらもダメなんだ、という思い込みが刷り込まれていき、幼少期に心のブレーキがかかっていたのでした。

このように私自身「負の感情の記憶」を両親から植え付けられた経験があります。もちろん両親も、私のことを思って言っていたのだということは、今は理解しています。

自己肯定感をできる機会が少ない環境で育った子どもは、両親からだけではなく、幼稚園の学芸会で失敗して友達に笑われたり、からかわれたりすると、「自分は本番に弱い」「いざとなると力が発揮できない」などの強い思い込みが、さらに深く心に刻まれてしまいます。

「幼少期の過度なストレス」
「自分なんて、と思う気持ち」
「負の感情記憶」

この３つが『心のブレーキ』の代表的なものであり、マイナスの思い込みの正体なのです。

❸ 心のブレーキをかけながらアクセルを踏んでいる？

「できない」「難しい」と思いながら、「頑張ろう」と思うのは、車ならブレーキをかけながらアクセルを踏んでいるという矛盾した状態に似ています。

怒りと不安は、『心の急ブレーキ』となります。

急ブレーキをかけると、車は無理やりな状態で止まることになり、大きな負荷がかかります。また、実際にブレーキをかけながらアクセルを踏むと、どんなことになってしまうのか想像もできません。

それは心も同じです。

怒りと不安を抱えながら、「やるぞ〜！」とやる気に満ちていても、『心の急ブレーキ』がかかると急に心の動きが鈍くなり、やる気もなくなってしまいます。

それでは、心の急ブレーキがかかっている状態とは、どのようなものでしょうか？
それは、怒りと不安の感情があふれている状態です。
怒りは、そのまま心の奥に溜め込んでおくと、憎しみに変わっていきます。

戦争も、他国に対する考え方や習慣の違いに対して抱く怒りから始まります。怒りが憎悪に変わり、さらには「抹消してやりたい」という殺意に変わり、最終的には戦争になります。
怒りにはそれほどの破壊力があります。だからこそ、行き過ぎた怒りの感情はできるだけ早く手放した方がいいのです。

不安や恐怖は、心・体・頭の動きを鈍らせます。
例えば、「怖くて足がすくむ」という状態は、不安や恐怖の影響で体や心が思うように動かなくなってしまう状態です。さらに怒りや不安は、体を硬直させ、エネルギーの流れも滞らせてしまいます。

そんな不安や恐怖の感情に支配された頭では、冷静な判断などできるはずがありません。怒りと不安を感じることなく生きることができる人はいないでしょう。

しかし、怒りと不安をすぐに切り替えることができたら、毎日心穏やかに過ごせるはずです。

精神が安定し、自分の能力がのびのび発揮できる状態が保てれば、夢が叶う瞬間が、すぐ近くにきていることを実感することができるでしょう。

4 「スーパーキッズ」が生まれるのは、お母さん次第！

「勉強ができない」

「言うことを聞いてくれない」

このような子どもへの悩みが発生する状況は、お母さんの『心のブレーキ』が原因で起こっているということは、お分かりいただけたと思います。

では一体どうすれば、その『心のブレーキ』を外すことができるのでしょうか？

『心のブレーキ』とは、『マイナスの思い込み』のことです。

「この子にできるわけがない」

そういう思いは、お母さん自身の『思い込み』です。

そしてそれは、子どもに全部伝わってしまいます。心の中で思っている感情は、表情や仕草などを通して必ず子どもに伝わっていくからです。

例えば、お母さん自身が「勉強は嫌い。今さら勉強なんてしたくない」と思っているのに、子どもに「勉強しなさい！」といったところで、子どもが勉強をする気になる訳がありません。

お母さんが勉強したくないと思っている根底には、以下のような『思い込み』がある場合がほとんどです。

「私には今さらできるわけがない」
「私は主婦だから」
「時間がないから」

もしかしたら、もっと別のイライラやストレスがあるのかもしれません。

このお母さんの思い込みやイライラが原因となっている、『心のブレーキ』が外れると、子どもが伸び伸びと育つので「スーパーキッズ」が生まれます。

【コラム】子育てとミラクルタッピングは、最強の組み合わせ！

もしタイムマシンが実在して、いつでも好きな時間に行けるなら、私は20年前を選ぶでしょう。

20年前、私は息子を七田式教育法で育てていました。当時は、右脳教育は先駆的で、まだまだ一般的ではなかったように思います。

しかし、七田眞先生の言われている教育法は、世界を変えるのではないか？　と思えるほどのインパクトで、私の心に響きました。そこで早速、七田式の教材を買い、それだけでは足りずにフラッシュカード（一枚の紙に一つの絵が描いてあり、短時間に見せることで右脳の力を発揮させる）も手作りしました。

毎日、いろいろな取り組みをしたのですが、一生懸命になればなるほど、**子どもがきちんとカードを見てくれないなど、そんな些細なことがストレスになっていきました。**

右脳を開き、潜在能力を育てるには、「**子どものありのままを１００点と見ること**」が最も大事なことです。しかし、いつの間にか子どもの足りないところばかりが目につくようになっていました。

もしも、タイムマシンがあれば、当時の私にミラクルタッピングを施してあげたいと思います。

イライラしたときに、トントントン。

子どもがまだできていない部分にばかり目がいってしまい、不安な時にトントントン。

それだけで、どんなにか私の心も軽くなり、楽な子育てができたでしょう。

「ありのままを１００点と見ること」も、自然にやれたと思います。

そんな反省だらけの私の子育てですが、七田チャイルドアカデミーの先生のおかげもあり、我が子はほとんど勉強らしい勉強もせずに、地域で一番の進学校に行くことが出来ました。今は、望み通りの大学で学んでいます。

現在は息子にもミラクルタッピングを行っています。

人間なら誰でもあるかと思いますが、息子も試験前なのにやる気が起きない時があるようです。そんな時、「やる気」が出るタッピングをします。集中力も高まり、息子からも感謝されています。**子育て教育とミラクルタッピングは、最強の組み合わせだと実感しています。**

（岐阜県　武田まきさん）

5 あなたも子どもも、何でもできる天才！

「お金がないと難しい」、「学歴がないといけない」、「美人じゃないから」など、さまざまな理由をつけてチャレンジしなくなってしまうことは、非常にもったいないことです。

「私にはとても無理」「できるわけがない」。それらはすべて「思い込み」です。

すべての人が、もともと天才だったのです。

「えっ？　私も!?」

などと、あなたは思うかもしれません。

でも、あなたも例外ではありません。皆、かつては赤ちゃんだったということがその理由です。

あなたは何も持たず、裸で生まれてきました。

「お金を持っていないから、ミルクをもらえなかったらどうしよう……」

そんな不安や恐怖は一切ありませんでした。

「ここでちょっと笑っておけば、あとで余分に抱っこをしてくれるかな」

そんな打算とも無縁でした（笑）。

そう、無償の愛を受け、無償の愛を与えてこられたのがあなたであり、あなたの大切なお子さんです。

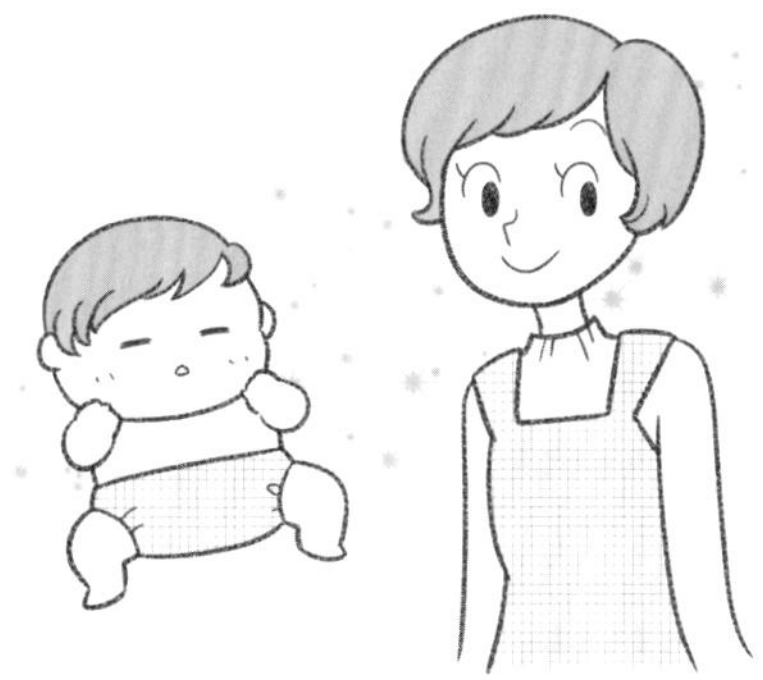

あなたはハイハイをし、1歳くらいで立ち上がりました。

それはとてもすごいことなのです。

立ち上がるというのは、すごく難しいことです。リハビリを担当している先生に聞くと、「立つ」という行為は、教科書やテキストでは絶対に教えられないのだそうです。

実際にやって見せて、「じゃあ同じようにやってください」と言うしかありません。


教科書でも表現できないようなことを、あなたとあなたのお子さんは1歳の頃にすでにしているのです。転んでも「無理だ」「転ぶのが怖い」「立てるわけがない」などと思わず、何度もチャレンジし、立ち上がったのが、あなたとあなたのお子さんなのです。


次は言葉です。

日本語は特に難しくて、漢字やカタカナやひらがな、それに尊敬語や謙譲語など、たくさんの表現手法があります。しかも男性と女性で言葉遣いが微妙に違うなど、世界でも類を見ない複雑な言語です。

しかし、生まれて数年の間に、日本語という非常に難しい言語をマスターしてしまった、あなたとあなたのお子さんは文字通り、生まれながらの天才なのです。

それなのに、だんだん大人になるにつれて、新しいことにチャレンジすることが億劫になったり、できなくなったりするのはなぜでしょうか？　赤ちゃんの頃には「何でもできる」と思っていた潜在意識に、徐々に「できないかも」という心のブレーキが掛かってしまったことが原因です。

思い込みを外すことの例として、**『夢スプーン』**を紹介します。

この『夢スプーン』とは、ミラクルタッピングを使った『スプーン曲げ』のことです。「スプーンが曲がるわけがない」という『思い込み』をミラクルタッピングで外すと、子どもでもスプーンを曲げられます。「できない」と思ってしまうと緊張状態になり、筋肉の力を含めて本来持っている力が出せなくなってしまいます。しかし、「不安」や「緊張」をミラクルタッピングで外すことで、本来持っている潜在能力を発揮できるようになるため、子どもでもスプーンを曲げることができるようになります。

【不安や緊張を外すタッピング方法で、スプーン曲げを実現】

《1》あなたが抱いている不安や恐怖、緊張に集中する

《2》自分の不安や恐怖、緊張の度数を点数化して紙に書く

「何も感じない爽快な状態」を0、「不安や恐怖が最大の状態」を10として、0から10の間で点数化した数字を紙に書きます。

《3》準備運動を行う

①手のひらの小指側の横にある「空手チョップポイント」を5秒から10秒程度タッピング。タッピングの速さは5秒間に15回程度。心地よい強さで行います。

②「鎖骨下」を首の中心から外側に向かって、両手を使い、心地

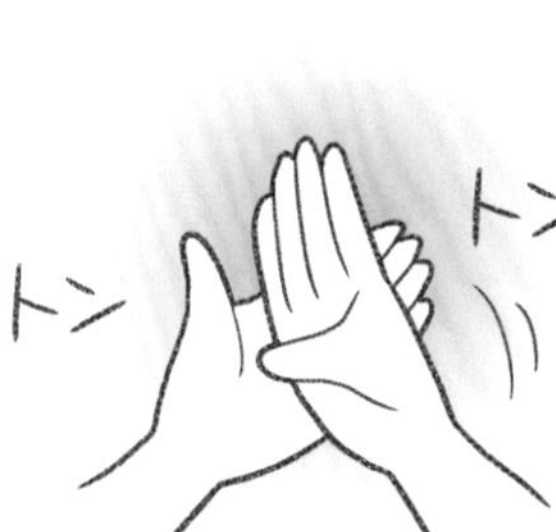

《3》−①空手チョップポイント

《２》気持ちの度数を点数化

よい強さで5、6回なぞります。

《4》それぞれ5秒間ずつタッピング

３カ所を順次タッピングしていきます。タッピングに使う手は、左右どちらでもかまいません。タッピングポイントも左右どちらかで大丈夫です。

①「目の下」
②「わきの下」
③「鎖骨下」

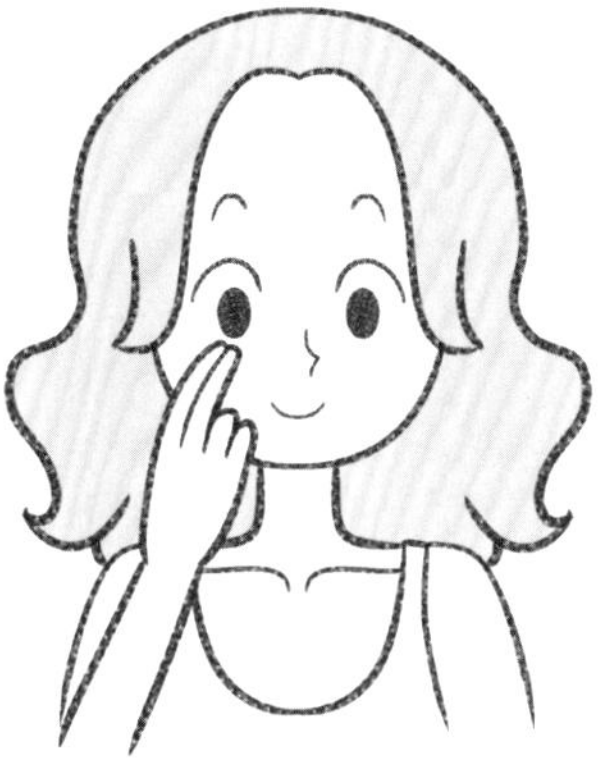
《4》－①「目の下」をタッピング

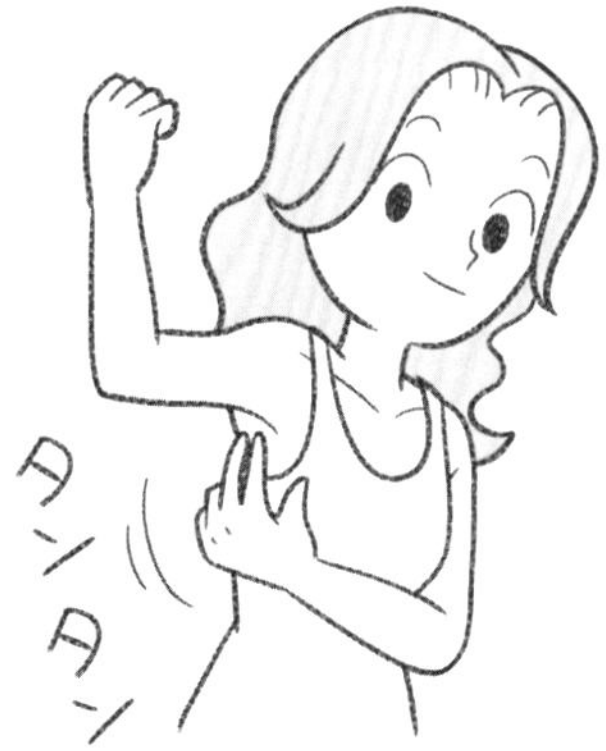

《4》－②「わきの下」をタッピング

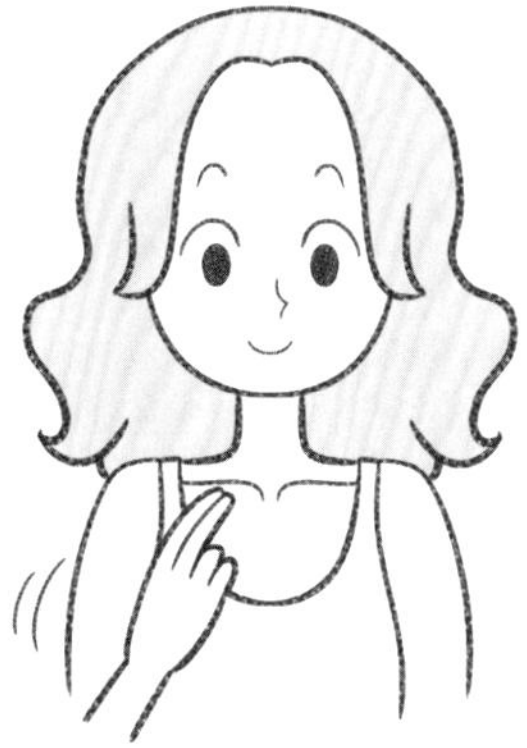
《4》－③ 鎖骨下をタッピング

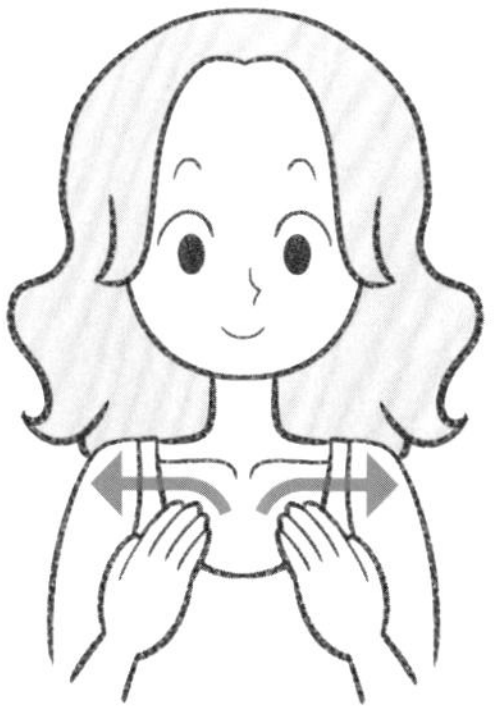
《3》－②鎖骨下をなぞる

《5》不安や恐怖、緊張が収まったかをチェック

0から10の間で大まかに点数化した数字を、紙に書き出します。

タッピングの後で、「できる」と思いながらスプーンを曲げてみると、子どもでもスプーンが曲がります。その写真を掲載します。自分にはできないという思い込みのせいで、本来できることができないままあきらめているのです。

しかし、思い込みを外すことで、子どもでも大人でも、何でもできる天才になれる、と私は確信しています。

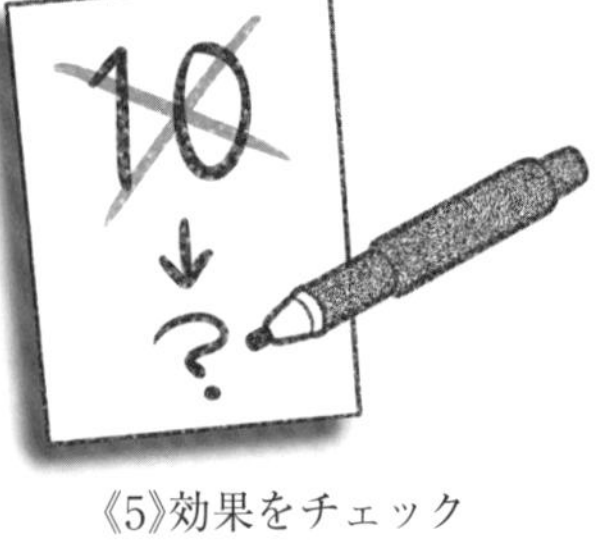

《5》効果をチェック

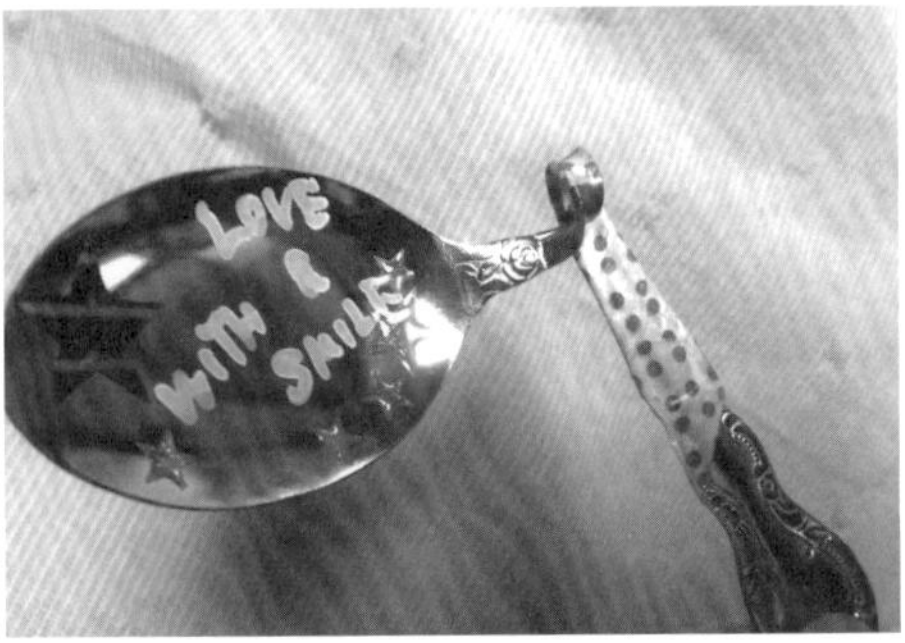

実際に子どもでもスプーンが！

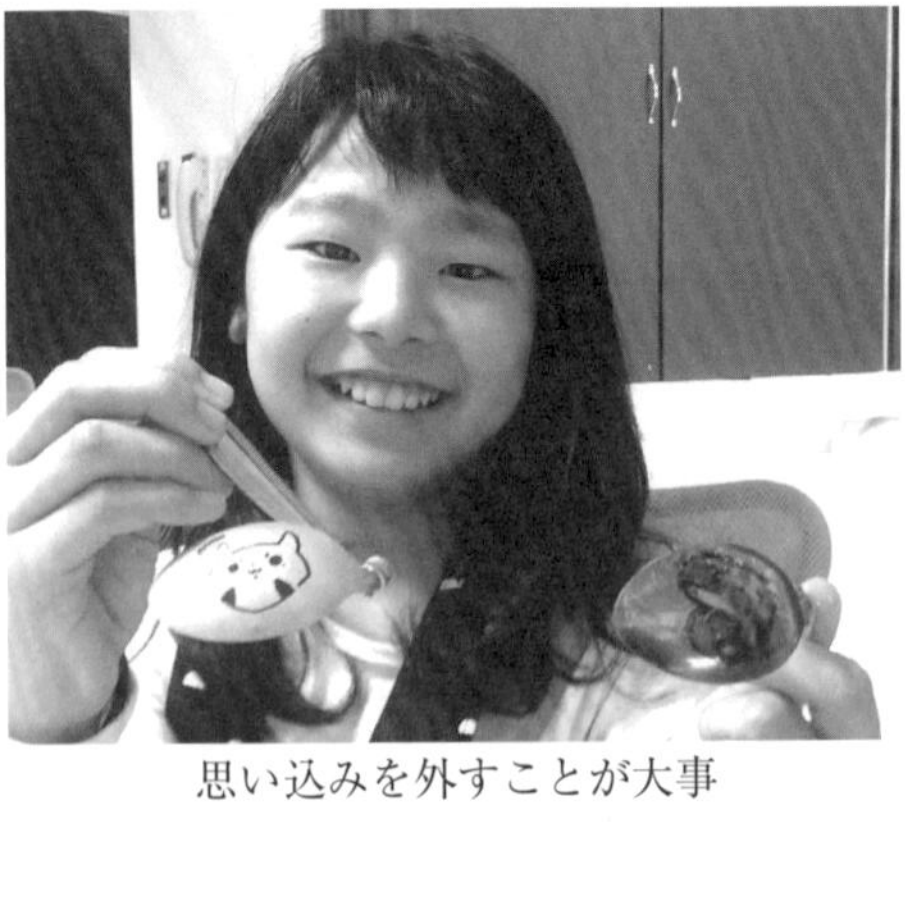

思い込みを外すことが大事

6 「ありのままの自分」を認めると人生が一変！

「私にはできるわけがない」。

どうして、そのような思い込みがあるのでしょうか。

サッカーの本田圭佑選手は、サッカーに関して「自分はできる」と信じています。小さい頃からワールドカップに出ると公言してきました。そのために、ものすごい量の練習をこなしてきました。「自分はできる」と思っているので、ハードな練習も希望に満ちていたことでしょう。

その結果、実際にその通りの世界的プレイヤーになっています。

でも、もし本田選手が小さい頃に何らかのトラウマ的なことを経験していたり、「あなたには無理」だという刷り込みを両親や他の人から受けていたとしたら、今の本田選手はなかったでしょう。本田選手の周りに「ワールドカップに出るぞ！」という人がいても、自分にはできるわけがないという思い込みで、努力することもチャレンジすることもなく、平凡な日々を送っていたかもしれません。

そう、「もっと運動神経がよくないとダメだ」、「もっと背が高くないとダメだ」、「もっと頭がよくないとダメだ」、「もっとお金を持っていないとダメだ」などという思いは全部幻想なのです。「何かがないとできない」という状態は、**今のままの自分ではダメだと思っている状態**だということです。

「今の私じゃダメだ」から、「今の私で大丈夫」になれば、どんどんお母さん自身のいい所が見つかっていきます。

そのお母さんの自己肯定感がお子さんにも当然伝わって、お子さん自らが「このままで大丈夫なんだ」と思えるようになっていきます。すると、勉強はちょっと苦手だけど、本田選手のようにサッカー、場合によっては野球や芸術など、自分の好きなことをやって、「自分はできる、大丈夫なんだ」と思えるようになるのです。

この世はすべて「思い込み」で、できています。

「お金がないと幸せになれない」と思っている人は、お金がないと永遠に幸せになれません。

お金が入ったら幸せになれると思っているのは幻想です。お金が入ったとしても、今度は、「もう歳だから」、「健康ではないから」など、悪い所ばかりに目が行くため、結局お金が入っても幸せにはなれない方がほとんどです。

自分自身の足りない部分、持っていない部分に目を向けているために、永遠に「**自分自身の足りないところ探し**」が続くからです。

逆に言えば**ありのままの自分を認めると、どんどん可能性が開いていきます。**何かがないからできないではなく、自分には何ができるんだろうということに意識が変わっていくからです。

「自分なんて」という『心のブレーキ』を手放し、「ありのままの自分でいいんだ」と気付くと、人生は一変します。「無理に頑張る」必要もなくなります。

ありのままの自分を認めるということは、**『他の人と比べる生き方をやめる』**ということです。他人と比べる、比べられる。これが一番きついことです。そこから解放されるようになれば、人生は楽なものに一変します。

「ありのままの自分」を認め、愛することができるようになる方法として、**『鏡に向かって愛してるワーク』**というものがあります。

この『鏡に向かって愛してるワーク』のやり方は簡単です。朝起きて顔を洗う時、そして歯を磨く時、鏡に映った自分の顔に向かって、「ありがとう」、「愛してる」と声をかけるだけです。たったそれだけのことを続けるだけで、早いと1週間、そうでない方でも数ヶ月で「ありのままの自分」を少しずつ認められるようになるでしょう。

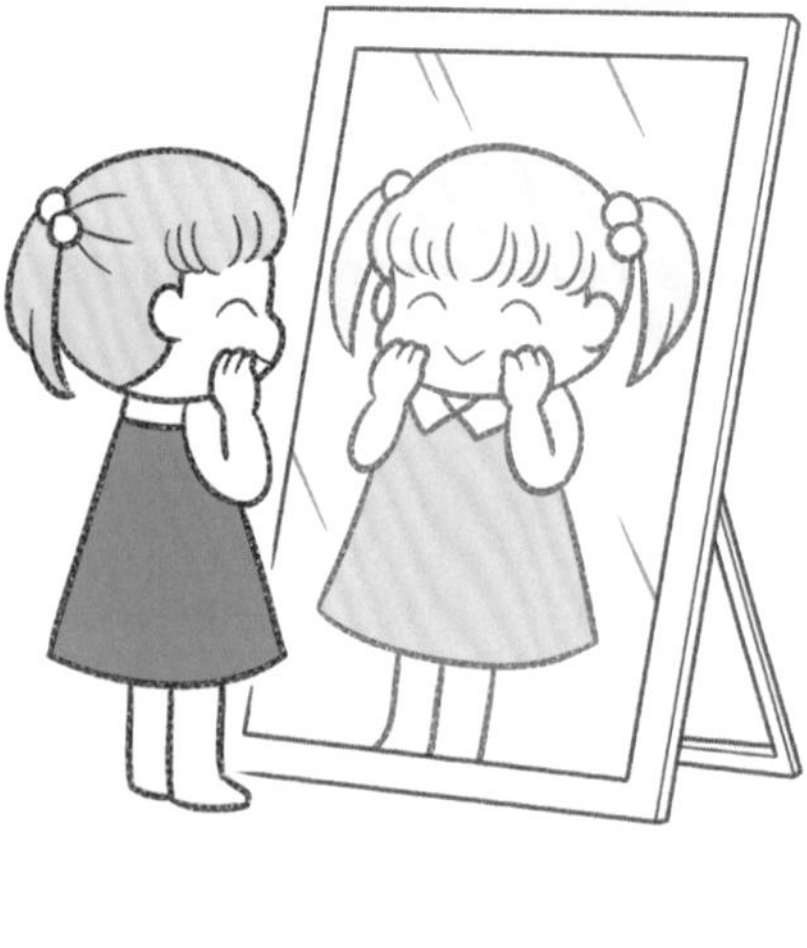

「ありがとう」、「愛してる」と、５～10回ほど言ってみましょう。その際のコツは「感情を込めて」優しく呼びかけることです。

心の中だけで唱えても効果はありますが、周りに人がいない時には、声に出すとなお効果的です。

もし朝に呼びかけることを忘れてしまっても大丈夫。お化粧直しの際やお手洗いのついで、ショーウインドーを利用したりして、『鏡に向かって愛してるワーク』をすることができます。ほんのちょっとの時間なので、人前でも怪しまれることはありません（笑）。

日本語には言霊《ことだま》と呼ばれている力があるのをご存じですか？

それは「あいうえお」という言葉にも宿っています。

あいうえおの「あ」は、最初にすべてを浄化する音で、清めるという意味を持っています。「ありがとう」には「あ」が入っています。「い」という音には、一歩前に踏み出すエネルギーがあります。ですから、最初のうちは照れがあれば「ありがとう」だけでも大丈夫です。抵抗がなくなれば、「ありがとう」、「愛してる」と言うことで、さらに「ありのままの自分」に向かっていくことができます。

また、『鏡に向かって愛してるワーク』は、お母さん一人で行うのも効果はありますが、子どもと一緒に行うとより効果的です。小さなお子さんの場合は、手や体をお互いに持ちながら声を掛けあうと効果が増します。

私は幼少期、「自分なんて」という思考の塊《かたまり》だったのですが、母親とのスキンシップがあまりなかったような気がします。

朝、子どもが学校に行く前、ただ「早く行きなさい」ではなく、「愛してる」、「ありがとう」と子どもと一緒に呼びかけをしてから、「行ってらっしゃい」と送り出してみてください。お母さんも子どもも幸せな表情で一日を過ごせますよ。

【コラム】幸せを引き寄せる方法

あなたはこの世界に1人しかいません。

あなたはオンリーワンの尊い存在です。

あなたも私もかつては「赤ちゃん」でした。

何度転んでも、泣いても決してあきらめずに立ち上がったのが、あなたです。

思いを口にできず、伝えられなくても決してあきらめず、話せるようになったのがあなたです。

あなたは無理して頑張る必要はありません。

かつて赤ちゃんだったあなたに不可能はありません。

「私なんて」という『思い込み』や『心のブレー

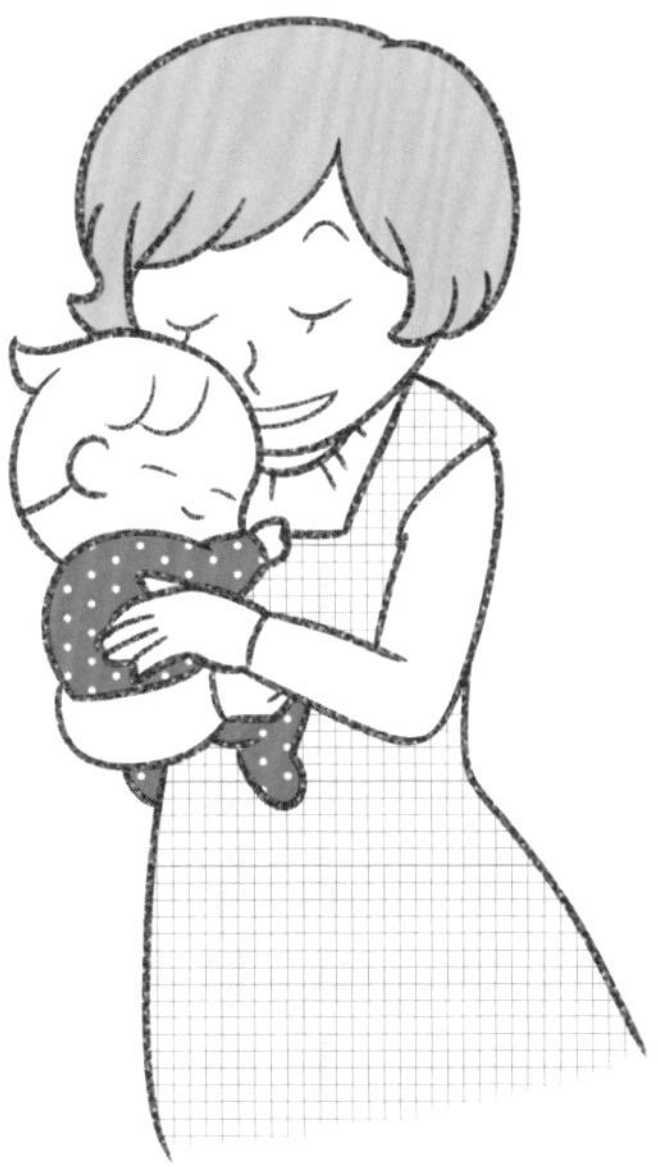

キ』を外すだけです。

たとえ喧嘩をしても、ちょっぴり落ち込んでいても、あなたがただそこにいる。存在している。それだけで笑顔になる人はたくさんいます。

あなたがこの時代に生まれてきてくれたこと。
同じ時代を共有できること。
同じように息ができること。

ありのままのあなたに心から感謝します。

第②章

子どもとお母さんの「心のブレーキ」を一瞬で外すには？

1 タッピングはWHO（世界保健機構）のお墨付き

ミラクルタッピングは、手順に沿って体の表面にある「ツボ」を優しく手でトントンと叩く（タッピングする）ことで、心のブレーキを外すことができる画期的な手法です。

ツボは経穴《けいけつ》とも呼ばれ、もともとは4000年以上前の中国が発祥とされています。東洋医学の治療ではツボを温めたり、刺激することで体の不調を改善します。

東洋医学では身体には「気」が巡っていると考えられています。身体のどこかで「気」が変調すると病気の原因となるので、鍼灸や指圧などでツボを刺激し、「気」の流れを改善する治療を行います。

ツボはレントゲンには写らないため、西洋医学では、以前は認められていませんでしたが、近年は科学的根拠が認められ、WHO（世界保健機構）は361のツボと治療効果を認めています。

ツボは「経絡《けいらく》」という体の中に張り巡らされている道の上にあり、「気（エネルギー）・血（血液）・水（血液以外の水分）」は、経絡を通って体中に行き渡り、バランスを保っています。

ただし、過剰なストレスを感じて体調を崩すと、「気・血・水」のバランスが崩れます。そこでツボをトントンとタッピングすると、血液とエネルギーの循環が正常になり、感情のエネルギーを整えてマイナスの思い込みである心のブレーキを外すことができます。

この手法は『**タッピングセラピー**』と呼ばれ、多くの医師や治療機関でも使われて大きな成果を上げています。タッピングにより、「気・血・水」の流れを整えると、心のブレーキを外すことができるのは、古くからの先人の知恵に基づいているのです。このことは拙著、「自分史上最高の幸福がふりそそぐタッピングセラピー」（遊タイム出版）でも触れているので、参考にしてください。

実際に、私の娘にミラクルタッピングをしたところ、驚くべき結果が現れました。

以前、娘がパソコンの試験で１０００点満点中３００点しかとれなかったことがありました。娘は日頃パソコンを使いこなしていたので、試験もそれなりの点数をとるだろうと思っていました。ところが結果は、１０００点満点中わずか３００点！　１００点満点に直すと、たったの30点しかとれなかったのです。

娘に「どうしてそんな点数だったの？」と、それとなく聞いてみると、**「本番で緊張してしまった」**とのことでした。試験が難しかったのではなく、緊張という『心のブレーキ』が掛かってしまっていたのです。そこで、２週間後の再試験の前に、**「試験での緊張をとるタッピング」**を行いました。

そして再試験後、娘が採点表を持って駆け寄ってきました。
「今度は少し点数が上がっていたらいいな」そんな私の思いをよそに娘が差し出した点数表を見て驚きました。

なんと１０００点満点だったのです！　３００点から１０００点満点！　まさに驚きの結果でした。満点をとるのはパソコンを扱う専門家でも難しいらしいのですが、ミラクルタッピングをしたことによって、娘は本来の実力を十分発揮して満点をとったのでした。

このように、**ミラクルタッピングを使うことで、緊張する場面でも本来の実力を出すことができるようになる**ので、医療機関や教育現場などでも続々と驚きの結果をもたらしています。

ミラクルタッピングを使って大きな成果を上げられている、高橋総合健康センターの高橋功院長にお話を伺いました。

【高橋総合健康センター　高橋功院長】
登校拒否を未然に防いだミラクルタッピング

私は千葉県袖ヶ浦市で25年、整体の仕事をやっています。

以前より「身体は心から作られる」ことを実感しており、メンタルをサポートできる手法をいろいろと学んできました。そんな中で出会ったミラクルタッピングはまさに奇跡を起こしています。

ミラクルタッピングは簡単な上、短時間で効果が出ますが、その効果には驚くべきものがあります。

子どもたちやお母さん方の人生を大きく好転させるミラクルタッピングを通して、たくさんの人の心と身体が健康となっていただくことを願っています。

ミラクルタッピングを受けてくれた、小学2年生の男の子に起きた変化について、お母様に体験談をいただきました。

〜ミラクルタッピング体験談〜

小学生の息子が数ヶ月前、ある出来事により、心に傷を負ってしまいました。その結果、トラウマを抱くようになりました。

当初は「学校に行くのが怖い」と息子は話しており、登校拒否という言葉が頭をちらつきました。それに、月日が経過しても恐怖体験の印象があまり薄れていないという様子でした。ですが今回、高橋先生のミラクルタッピングセッションを受けてから息子に感想を聞いてみると、笑顔でこう言っていました。

「気持ちがスッキリして、何でその人が怖かったのか分からなくなった！」

まさに劇的な変化です。心の問題なので、どうすればいいのかまったく分からなかっただけに、一回受けただけでここまで変わってしまうという効果は信じられないほどでした。ですが、元気な心の状態に戻してあげたかったので、受けてみて本当に良かったと思いました。

先生には、ただただ感謝です。本当にありがとうございました。

2 ミラクルタッピングが開発されるまで

本書でご紹介させていただいているタッピングは、アメリカで発見・開発された心理療法「タッピングセラピー」の手法を応用し、さらに簡単でありながら高い効果を得られるようにしたものです。

タッピングをする時に大切になるのが「滞った気（エネルギー）を改善する」という概念です。

タッピングセラピーは鍼やお灸を使わないツボ療法と、西洋医学の心理療法を融合させ、さまざまな臨床データから導き出したテクニックで、心の問題を解消していきます。

このテクニックは「TFT（Thought Field Therapy）」と呼ばれ、アメリカの心理学者、ロジャー・J・キャラハン博士が生み出したものです。このTFTから今、いろいろな手法が派生して広がっています。このことは拙著「自分史上最高の幸福がふりそそぐタッピングセラピー」（遊タイム出版）でも触れています。

ところが多くの手法は、手順が難しかったり、簡単なものでも効果が実感しにくかったりで、誰でも使えるメソッドになっていないのが実状です。

そこで簡単で、さらにその場で施術効果をよりはっきりと体感できるということを、自分なりに考えてずっと追及してきました。

「誰でも簡単に使える『**心の歯ブラシ**』を作りたい！」

そう思ったのです。

誰でも簡単に使えて強力な感情解放のテクニック。そこに日本人が本来持っている優しい心、協調性、人を思いやる心などの「和の心」「和の思い」を加えることで、今までにない日本発、世界初の画期的な「**和のメソッド**」を作ろうと思いました。

人の命は終わる時が来ます。

もし魂というものが本当にあるのなら、使いきれないほどのお金や大豪邸を何軒も持っていても、相続で遺族がもめていたとしたら「自分の人生はなんだったんだろう」と、きっとその時に考えるはずです。

逆に、『心の歯ブラシ』である「和のメソッド」、その『引き寄せ加速装置』である「ミラクルタッピング」が世界中に広がり、皆が笑顔で暮らしていける世界になったら私は本望です。

その「笑顔と可能性に満ちた世界を、同じ想いを持った仲間と本気で作りたい！」その想いがミラクルタッピング開発の原動力となりました。

そして、ある特定のツボを数か所叩くだけで、「マイナスの思い込み」や「心のブレーキ」が外れるばかりでなく、顔が若返ったり、身体能力までもが変わったりできる驚異的な新手法を完成させました。

超強力でとても簡単な、今までにない画期的な新手法「ミラクルタッピング」誕生の瞬間でした。そこに辿りつくまでには、20年という歳月を要しました。

それから現在、「世界中の子どもたちや大人が、笑顔と可能性にあふれている世界を作りたい」という私の思いはますます強くなってきています。
これからも開発を重ねることで、そんな世界になれるようなお手伝いをしていきます。

3 血行も数分でよくなるミラクルタッピング

私はもともと食育指導士として仕事をしていました。そのため、現在では低体温の人がとても増えていることを危惧していました。血行が悪く、体温が低いということが原因でいろいろな弊害が出て、やる気が出ないなど、メンタルにも影響があることは社会問題にもなっています。

しかし、それを解消する方法が、まさか1分程度タッピングするだけだとは思っていませんでした。後述する特定の場所（空手チョップポイント）を1～2分以上叩くということをいろいろな方に試してもらったところ、皆さん体温が上昇し、身体が温かくなったことを実感しました。温かくなるということは、血液の循環がよくなり、血行が促進されたたということです。そうすると生命エネルギーに加えて、心のエネルギーも上がっていきます。

エネルギーは電気信号に置き換えることができます。簡単に測定する方法としては「オーラ写真」があります。オーラとは人が本来持っているエネルギーで、「オーラ写真」は、オーラを特別な測定器を通すことで、写真としてビジュアルで見ることができるものです。

この『オーラ写真』は、ドイツでカウンセリングの現場でも使われている電気的な精密機器で撮影されたものです。

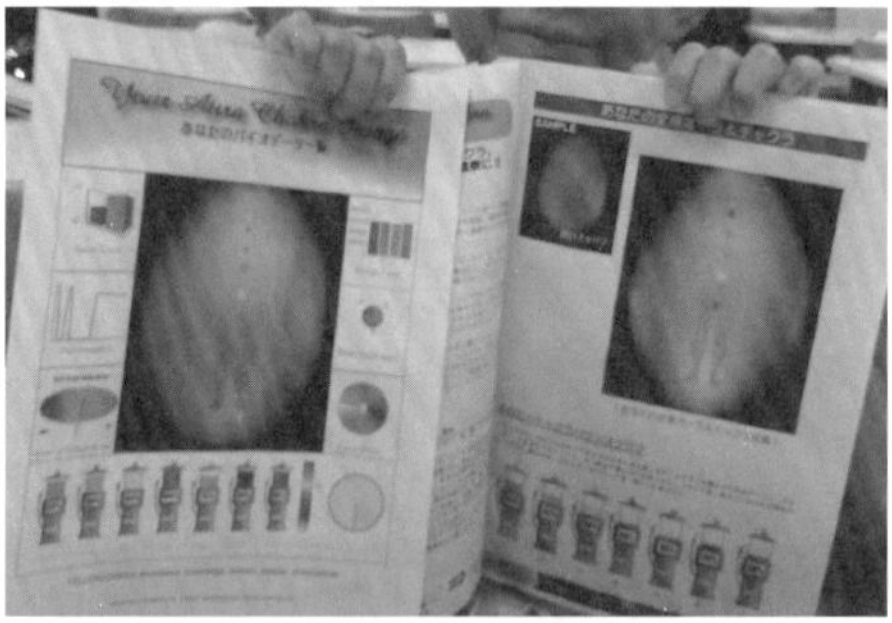

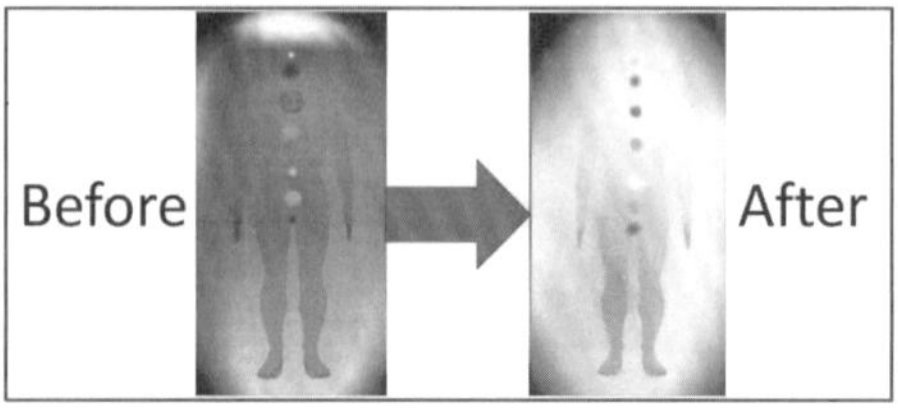

エネルギーを高めるミラクルタッピングを約1分間行うと、オーラも変化します。この写真は、子どもにタッピングをする前とその後に、オーラ測定器を使ってオーラの写

真を撮ってもらいました。

行う前と後ではオーラの形状が変化しています。

タッピングを行う前はエネルギーに滞りがあるため、オーラにバラつきがありますが、行った後ではオーラが整い、エネルギーの質も高まっていることを示しています。

ちなみにこれは、この子ども以外でも同じような結果が出ています。

❹ ミラクルタッピング　簡単で効果絶大

ミラクルタッピングの特長は、**とても簡単なのに効果が絶大なこと**です。

制限や副作用のある治療法ではなく、小さな子どもや高齢の方にも、いつでも・どこでも・何度でも短時間で実践できる方法です。

一ヶ所をタッピングするだけでも全身の血流をよくして生命エネルギーを上げること

ができます。

ボーリングに例えるなら、従来のタッピングセラピーは毎日数時間の練習を重ねて修業し、「毎回ストライクを取りましょう！」という発想でした。プロの方であっても毎回ストライクを取ることは難しいでしょう。私のような普通の人にとってはなおさらです。そこで私は考えました。

「ボーリングの球をもっと大きくすれば、誰でも毎回ストライクが取れる！」

ボーリング場のレーンと同じ大きさの球を投げれば、ガーター（失敗）はありません。そしてピンに当たれば、必ずストライクが出ます。

つまり、誰でも簡単に成功できるのがミラクルタッピングです。「体感率（実践して効果を感じた率）」は80％以上。実際にはそれ以上の「体感」があることも珍しくありません。

5 自分自身で簡単に「心のブレーキ」が外せる

最近ではメンタルコーチングというものが盛んになってきていますが、私は以前、世界的に有名なメンタルコーチングの第一人者が行う高額なセミナーに行ったことがあります。そこで彼は、「成功は20％がスキルで、80％が心の状態だ」と言っていました。つまり心の状態が成功を決める秘訣になるということです。

「心や感情を制する人が大きなことを成し得る」とも言えます。

メンタルコーチングのように、心のブレーキを外すスキルや、夢を実現させるためのサポートをしてくれる職業があります。この中で一番問題になるのが、やる気のある人はコーチがつくと結果が出ることが多い一方で、心のトラウマがあってなかなか第一歩を踏み出せず、結果が出にくいという方もいらっしゃるということです。

心のブレーキの中で特に大きなブレーキになるのは「怒り」と「恐怖」、この2つの感

情です。

どんな感情であっても感情自体は悪いものはないのですが、特に怒りを必要以上に持ち続けると大きな問題に発展してしまうことがあります。

仕事上で起きた大きなトラブルが原因で家に帰っても収まらない怒りや、何年も前に誰かに言われた一言に怒りを覚え、その感情がずっと消えないまま持っている人が、どうすれば怒りが外れるのか……。世界で活躍されている実績のあるプロのカウンセラーに聞いてみたことがあります。

その方はひとつの怒りを外そうと思ったら、週1回から2回のコーチングで、2カ月ぐらいかけてひとつの怒りを多くて30％、通常20％くらいとることができたらいいところ、というお話を聞いたことがあります。もちろんその間には、たくさんのお金と時間がかかります。

心のブレーキを外せればいいというのは分かっているのですが、心のブレーキを外す、思い込みを外すということはなかなか難しく、外すのに時間がかかったり、費用も高くついたりします。

しかし、ミラクルタッピングを使えば、そんな行き過ぎたネガティブな感情、つまり「マイナスの思い込み」や「心のブレーキ」を自分で簡単に、数分で外すことができるのです。

6 ストレスとマイナス感情を外せば幸せな子育てができる！

幸せ、不幸せの尺度を決めるのは難しいことです。

給料が何万円以上入れば幸せだという人が、１万円少なかったら不幸せで、１万円超えたら幸せになれるのかといえば、そんなことはありません。

アメリカの調査で、宝くじで1億円以上当たった人の内、９割以上が5年以内に自己破産をしたり事件や事故に巻き込まれたり、一家離散などの悲惨な目に合っているという結果が出ています。このことでも「お金さえあれば幸せになれる」ということが幻想であることが分かります。

不幸せな状態は、「自分は不幸せだ」というマイナスの感情に囚われている状態のことです。お金を持っている持っていないではなく、感情が問題なのです。ということは、そのマイナスの感情を外せば、幸せになることができるのです。

子育てがうまくいかない場合も同様です。イライラしてストレスが溜まり、怒りや不安などのマイナス感情をミラクルタッピングで外すことで、幸せを感じることができます。

幸せとは、お金や物があるからといって得られるものではありません。お金や物をたくさん持っていても、不幸せな人はたくさんいます。**幸せとは、実は感情そのものです。**自分の外にあるのではなく、自分の中にあります。**「幸せだなぁ」と感じる気持ちこそが、幸せの正体なのです。**

逆を言えば、お金や物がたくさんあっても、子育てのストレスや「イライラ」、「不安」などのマイナス感情に支配されている時には、幸せを感じることはできません。光が差すと影ができるように、物事には常に両面があります。

ストレスやマイナス感情の裏側にも、もともとはたくさんの幸せの種があります。ストレスやマイナス感情をミラクルタッピングで外せば、物事のプラスの部分に目を向けられるようになるため、幸せ感を得ることができます。

子どもは本来その存在自体がかけがえのない存在であり、宝なのです。

【コラム】ミラクルタッピングを教室で取り入れたら、生徒たちに大きな成果が！

私は、大阪の難波駅前で七田チャイルドアカデミーという0歳から小学生までの全脳教育の教室と、イスク英語学院という子どもから大人までの英会話スクール、エアラインスクールを主宰しています。

キャビンアテンダントになるための「夢を叶えるレッスン」であるエアラインコースで

は、生徒さん全員がミラクルタッピングスペシャリストです。生徒さんが自ら行う毎日のミラクルタッピングと、週一回のレッスンの中で行うミラクルタッピングに加えた「**とみ太郎（山富）式超引き寄せメソッド**」で、合格がぐんと早くなりました。

ここでもクラスが始まる前に、「能力アップタッピング」を行い自身の潜在能力を引き出すことができるようになりました。

ミラクルタッピングを1分ほど行うと、それまでは何年もかかっていた「処理能力の大幅アップ」に成功しています。例えば、100問のランダムな四則計算が、2分30秒かかっていた人が1分台になり、タイムが一気に30秒も縮まることが普通に起きています。それも、特定の生徒にだけ起きるのではなく、クラス全員の生徒に起きるのです。100問の四則計算プリントは、大人が4分くらいかかるものです。従来はこのレベルに到達するのにいろいろな練習が必要でしたが、**ミラクルタッピングを行うことで、文字通りの「ミラクル」な能力アップが可能となりました。**同様に、記憶力についてもミラクルタッピングを行った生徒は大幅に能力が向上しています。

また、子育てにおけるミラクルタッピングは、親子で行うことでその効果を最大限に発揮します。

親子の間で、プラスのエネルギーの交換が起きるため、効果が飛躍的に高くなるのです。クラスの中で行う親子ペアでのミラクルタッピングで、子どものエネルギーをもってお母さんの内面を整え、お母さんのエネルギーをもって子どもの内面を整えることを行いますが、親子の関係がよくなるだけでなく、親子それぞれの「引き寄せ力」がどんどん高まっています。

ミラクルタッピングは「和のメソッド」「愛のメソッド」であるが故の、まさにミラクルな効果を発揮します。

杉本桂子 先生

第③章

子どもの才能を劇的に伸ばす『スーパーキッズ養成の公式』

1 『スーパーキッズ養成の公式』(D=E+H−B²)「D」「E」「H」「B²」の意味とは?

みなさんは『引き寄せの法則』ということを聞いたことがないでしょうか?
私自身、引き寄せの法則をいろいろと試してみました。

強く欲しいものをイメージすれば、いつの間にか手に入ると聞いたことがあったので、スポーツカーの写真や豪邸の写真を貼っていましたが、全く叶うことがありませんでした。
しかし、「明日は牛丼やラーメンを食べたい」と思ってイメージすると、簡単に実現するのです。同じことをやっているのに、どうしてスポーツカーや大豪邸は実現しないのか。
そこを解明するセミナーや本は、その当時は見つけることができませんでした。

そこからいろいろ勉強して、**『引き寄せの法則』**というものに出会いました。

その法則の中に、「感謝をしましょう」「トイレ掃除をしましょう」というものがあります。そのため、一生懸命トイレ掃除をして感謝をする、ということを素直に行っていた時期が何年もありました。

しかし、私にはほとんど変化がなかったため、「自分には『法則』は無理だ」と気付きました。『法則』は、「そうすればいいよ」というものであって、確実な答えがそこにはないのです。

そこで、『法則』よりもっと簡単で単純な『公式』がないかと思って探してみたのですが、見つけることはできませんでした。「なら自分で作ってみよう」と思い、30年かけてようやく**『公式』**を作り出すことができました。

その**引き寄せの公式**が「D＝E＋H－B²」です。

「この公式で人間関係・仕事・お金・健康・プライベートなど、どんなジャンルでも、意図的に引き寄せが何度でも起こせるようになる！」

無条件で確信が持てました。

そして、それを実行するようになってからは、一気に「引き寄せ」が起こるようになってきたのです。

では、『**引き寄せの公式**』、「D＝E＋H－B^2」の「D」「E」「H」「B^2」**の意味**を説明します。


「D」は「ドリーム（夢）」のDです。

引き寄せは、夢を実現することが目的なので、引き寄せを起こす公式の結果として配置します。


「E」は「エネルギー」のEです。

引き寄せを起こすには身体と心の2種類のエネルギーを上げる必要があります。


「H」は「HOW（どうすれば）」のHです。

どうすればいいか。このHOWの中には一般的に言われている感謝することや、トイレ掃除をすることなども含まれています。しかし、それだけでは引き寄せは起こりにくいので、私が独自に編み出した『引き寄せイメージ法』をプラスしたものがHOWになります。

「B^2」のBは「ブレーキ」のBです。

心のブレーキを2種類外すという意味です。

次項から、それぞれ詳しく説明していきます。

2 『スーパーキッズ養成の公式(E)』エネルギーを上げる

従来の引き寄せの法則では、体と心の2種類のエネルギーを高めるということについて、あまり触れていませんでした。

まずは「**身体のエネルギー**」を上げることの大切さについてです。

もし宝くじで高額当選をしたり、世界一周旅行に当たっても、体が弱くて寝たきりの状態では、それらを使うことはできません。身体のエネルギーを上げて健康であることはすべての基盤となります。


次は「**心のエネルギー**」についてです。

行き過ぎた怒り、不安、恐怖、妬み、イライラなどのネガティブな感情を長時間持っていると「心のエネルギー」が低くなってしまいます。

心のエネルギーが低いとやる気が起きなくなります。同じエネルギー、波動を持った人同士は引き寄せ合うので、いつの間にか周りには、低いエネルギーの人が集まってしまうでしょう。

そして、「妬み」や「イライラ」、「嫉妬」や「不安」などがまとわりついてきます。また、やる気が出ず、頑張ってもすぐに息切れし、集中力も続きません。


以前の私はエネルギーがとても低かったので、周りには愚痴を言う仲間がいて、居酒屋を愚痴を言う溜まり場のようにしていたことがあります。低いエネルギーでは、低いエネルギーのお金や物、人生と結びついてしまいます。

反対に、エネルギーが高ければ高いほど、質のよい幸せなお金と結びつきますし、素晴らしい人間関係を築くことができます。**身体と心のエネルギーはどちらも欠けてはいけない両輪です。**

身体と心、２つのエネルギーを上げていくことは、とても大切です。

3 エネルギーを上げるとスーパーキッズに育つ理由

勉強がよくでき、頭がよくなることがスーパーキッズだとして、いい学校に行くということがひとつの目標だとします。

テストの点も偏差値が大幅にアップし、見事に目標の学校に入ることができました。ところが、病弱で月の半分は布団で寝ていたとします。それではせっかく能力が高くても意味がないですよね。

もしくは、頭はものすごくいいけど思いやりはゼロ、親のいうことは一切聞かない。これでは、果たしてスーパーキッズといえるのでしょうか。

スーパーキッズとは、自身が持つ能力や可能性を最大限に引き出した上で、人の幸せを自分のことのように喜ぶことができ、思いやりのある優しい心を持った子どもです。

スーパーキッズになるためには、やはり身体と心のエネルギーを上げる必要があります。身体のエネルギーを上げ、健康でいるのは第一条件です。さらに、心のエネルギーを上げることで、怒りや恐怖、不安などの行き過ぎたネガティブな感情をなくしていきましょう。

エネルギーを心身ともに上げることが、スーパーキッズになる土台になります。作物や植物を育てようと思ったら、土が必要です。コンクリートに種をまいても花は咲きません。大地の力がエネルギーなのです。

身体と心の2つのエネルギーを上げることは、スーパーキッズを育てる基盤であり、近道です。

4 エネルギーが上がると、子どもだけでなく大人の夢も叶う!

エネルギーが上がるとスーパーキッズになれるという公式は、子どもだけに当てはまるのではなく、大人にも同じように当てはまります。

例えばお母さんも、身体と心のエネルギーを上げることで夢が叶う引き寄せが起こります。母親が夢を叶えていく姿を見ることで、子どもも夢に挑戦するスーパーキッズに育っていきます。母親が変わることで、子どもは劇的に変わっていきます。

つまり、エネルギーが上がると、子どもの夢だけではなく、同様に大人の夢も叶うようになるということです。

第④章

『スーパーキッズ養成の公式H』HOWを知る

1 子どもの夢を叶えるイメージ法の落とし穴

HOW（どのように）とは、どうすれば夢が叶うのかという「方法」です。

その方法の中で特に大切なのは、夢や願いが叶ったように想像するイメージングです。

は強くイメージしましょう」「強い願望やイメージは叶う」

そう教えるセミナーや本はとても多くあります。私は20歳の頃から「引き寄せ」や「夢実現」に関する勉強を始め、もう30年以上になります。30年という歳月と、家が建つほどのお金を投資して「引き寄せ」や夢実現の勉強をしてきました。

私自身、「強い願望やイメージを持つと叶う」と教えられてきました。

なので、さらに強くイメージを持つために、欲しいものや手に入れたいものを写真にして壁に貼ったり、ノートに書いたりもしました。そして、それらを手に入れている姿を強くイメージしました。

その結果は、ほとんど、いいえ、まったくと言っていいほど実現しませんでした。
「これだけ強く願い、イメージしているのに！」と思い、悔しくなりました。しかし、さらに強くイメージしても結果は変わりませんでした。

ある時に疑問を持ちました。

「これだけ強くイメージしているのに叶わないということは、『強くイメージする』ことに落とし穴があるのでは？」
この疑問は正解でした。

「『強く願う』と夢は叶わない」

今では、この考えに確信を持っています。

2 常識は非常識!? 「強く願う」と夢は叶わない

それまでの考えが間違っていたということに気付いてからは、「夢実現」や「引き寄せ」が次々と起こるようになってきました。

大切なことは、「実現できる」「そうなって当然」と思っている状態では、人は強く願ったりすることはありません。叶うのが「あたりまえ」だと思っているので、肩の力を抜いてオーダー（願うこと）ができるからです。

例えば、カフェや喫茶店に行って、飲み物を注文するときに「コーヒーをくださぃ‼」と強い口調でオーダーする人はいないはずです。「コーヒーをください」とオーダーさえすれば、何の問題もなくコーヒーが出されることを知っているからです。

私は家庭環境が複雑だったので、普通の家庭に生まれ変わりたいとずっと思っていました。また、入ったお金が全部出ていってしまうという状況にあり、小さい頃からの呪縛のようになっていたので、お金も強く願っていました。しかし、そうやって強くイメージしたものは、ほとんど叶うことがありませんでした。

そこで、なぜ強くイメージするとよくないのか、その理由に気付きました。

『強く願うのは、「できるわけがない」「できなかったらどうしよう」と思っているから』

強く願ってしまうのは、**心にブレーキがある裏返し**だったのです。牛丼だったり、コーヒーだったり、「叶って当然」と思っていることは、強く思っていないことなのです。

かなり前ですが、あるテレビ番組で海外のおもしろい映像を紹介していました。アメリカのドーナツショップで、恰幅《かっぷく》のいい女性が来店して、「これとこれとこれをください」と、早口で店員に言いました。店員はＯＫというサインを送り、女性客の隣にいた先に並んでいた人のドーナツを包んでいました。すると突然、後から並んだ恰幅のいい女性客がみるみる怒り出して、「私のドーナッツはまだなの！」と大声で怒鳴りだしたのです。

しかし、さすがはアメリカ。店員さんも負けていません。

そのお客に「すぐだからちょっと待って！」と言い返しました。すると女性客はカウンターに手を伸ばしてドーナッツに手を突っ込んで、店員に何個も、何個も、投げつけ始めたのです。

それから画面がぱっと変わって、パトカーがやってきて連行されるシーンで、映像は途切れました。

この女性客を見て、「**この人は強くドーナッツをイメージしてしまったんだな**」と思いました。頭の中はドーナッツでいっぱいだったのでしょう。「ドーナッツ！ ドーナッツ！ ドーナッツ！ まだか～！」となって、強くイメージし過ぎたために、ドーナッツではなく警察を引き寄せてしまったのです。

居酒屋さんでも、たまに「ビールまだか～！」と同じように大声を出している人を見かけます。その人も、ただ「美味しいビール」を飲みたかっただけのはずです。でも「ビール、ビール！ ビール！」と強く願い過ぎたために、店員さんに大声を出したのです。

もちろん、その後、運ばれてきたビールは「美味しいビール」ではなく「苦い液体」だったことでしょう。

このように、**強くイメージをしすぎると、願いや「引き寄せ」を遠ざける**ことになるのです。「できないかも」。そんな不安がある時に、人は強くイメージします。そんな自分を高め、不安を払拭したいからです。

要は、心のブレーキがある状態です。コーヒーが飲みたいとか、ラーメンを食べたい時には強く願うことはありません。それらは「手に入って当然」と思っているので、「心のブレーキ」がかかっていない状態です。

人は大きな不安がある時にも、強くイメージします。

例えば、「永遠のゼロ」という特攻隊を描いた映画を見に行った時のことです。戦時中、自ら命を散らした方々のことを思うと涙が出てきましたが、ゼロ戦に乗って空母に突撃する時に、「うわーっ！」と叫びながら突っ込んでいくシーンがありました。命を散らしていく瞬間なのでやはり怖いのです。人は、過度の恐怖や不安を感じる時、不自然な力が入り、必要以上に強くイメージしてしまうものです。長い時間大きな恐怖や不安を抱えながら気を張り詰め続けることはできません。

強く思うというのは、心にブレーキがかかっている状態です。豊かな人間関係、良好な親と子の関係、たくさんのお金など、叶うはずがない、どうなってしまうのか怖い、などと思う心のブレーキを壊してしまえば、母と子の関係であったり、教育であったり、人間関係やお金など、すべてが解決できます。

強くイメージしすぎないことが大切です。もし「強く願い過ぎているな」そう感じたら、ミラクルタッピングで、その気持ちを外しましょう。

３「なんのために」を意識する

では、なぜ子どもをスーパーキッズに育てたいと願うのでしょうか？

スーパーキッズに育てたいという願いに限らずとも、なぜ子どもをいい学校に行かせたいと望むのでしょうか？

もしくは、なぜもっとスポーツができる子どもに育てたい、などと望むのでしょうか？

スーパーキッズに育てたい、いい学校に行かせたい、スポーツができる子どもに育てたいなどという願い自体が目的となってしまっていることが多いかも知れないですね。

でも、そこが目的ではなく、**「なんのために」**というように考えると、以下のようになるのではないでしょうか？

「子どもには、もっといい学校に入ってもらいたい」

「なんのためですか？」

「いい中学校に入ったらいい高校に行けるから」

「じゃあ、なぜいい高校に行かせたいのですか？」

「いい大学に入れるから」

「じゃあ、なぜいい大学に入れたいのですか？」

「いい会社に入れるから」

「じゃあ、なぜいい会社に入れたいのですか？」

「生活が安定するから」

「じゃあ、なぜ生活を安定させたいのですか？」

このように質問を繰り返していくと、最終的に残るのは、**「子どもに幸せになってほしい」**という気持ちではないでしょうか。

「子どもが大きくなって、豊かで家族全員ニコニコしている家庭を築いてほしい。幸せになってほしい」

それが分かった時、場合によっては、そこまで勉強させなくてもいい、子どもが得意で好きなことをしたらいいのだという思いに変わっていくかもしれません。

つまり「なんのために」という思いの根底にあるのは、「子どもの幸せのため」という気持ちなのです。

それが途中で「いい学校に行かせたい」というような目的だけになってしまい、子どもにどんどんブレーキやトラウマを刷り込んでいくようになってしまいます。子どもが納得がいかない状態で勉強を続けた結果、中学生ぐらいで反抗期と同時に荒れてしまっては本末転倒です。

なんのためにという目的の根底にある「**子どもの幸せのために**」ということを忘れないでいただきたいと思います。

4 「やりかた」よりも『ありかた』

前項で「強くイメージしない」と書きましたが、「強く」というのは間違った翻訳かもしれないと思っています。「引き寄せ」という考えは、もともとアメリカから入ってきたものなので、「強く」ではなくて、「**明確に**」が正しい解釈です。

あなたが喫茶店やレストランに行って注文することと、「引き寄せ」はまったく同じ仕組みです。例えばスターバックスに行ってぼんやりと「何か飲み物が欲しいです」と言っても店員さんが出してくれることはありません。スターバックスでは引き寄せの応援者である店員さんがいます。なので、向こうから何になさいますかと声かけで応援をしてもらえます。

私は、それを「**夢オーダー・スタバの法則**」と名付けました。

つまり、「**願いは明確にオーダーすれば叶う**」ということです。

スターバックスには、たくさんのメニューがあり、コーヒーの種類も豊富です。

「カフェラテお願いします」

このようなオーダーでは、まだ不完全です。

「カフェラテですね。どのサイズになさいますか？」

まず、サイズが抜けていました。

「ショートサイズでお願いします」

それでもまだ、注文は完了しません。

「アイスですか？　ホットですか？」

温かいのか冷たいのか、どちらを希望しているのか聞かれます。

「ホットでお願いします」

やっと注文が完了したかと思うと、

「店内で飲まれますか？　お持ち帰りなさいますか？」

と飲む場所を聞かれます。

「店内でお願いします」

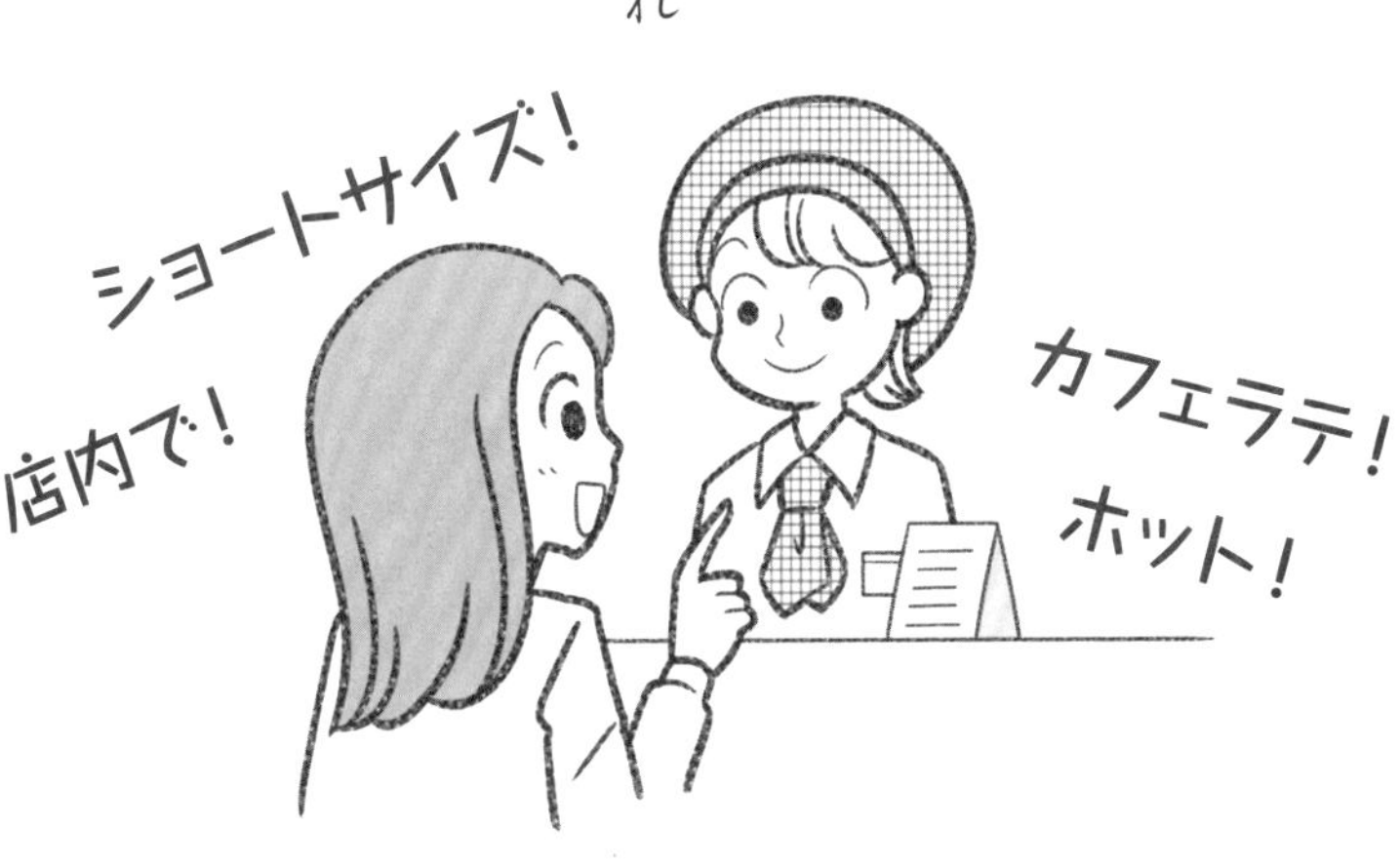

これで、ようやく注文が完了します。

スターバックスで注文するだけでも「カフェラテのショートサイズのホットを店内で」と**明確にオーダーする**必要があるのです。

つまり、明確なオーダーをすれば、あとは待つだけで注文したものがカウンターから出てきます。

夢や幸せを引き寄せるイメージもまったく同じです。

ただ「収入を上げたい」「車が欲しい」「旅行に行きたい」「恋人が欲しい」だけでは、明確なオーダーがされていない状態なので、不十分です。

「強く」ではなく、「**明確に**」が正解なのです。

5 遠くの目標はぼんやり、近くの目標は明確に

私は「遠くの目標はぼんやり、近くの目標は明確に」ということが、自分自身の「ありかた」を見つけるための方法だと思っています。

私が描いている将来の目標は、世界中が「アンパンマン」のような世界になることです。

夢のあるアニメには、「ドラえもん」という作品もあります。ただ、ジャイアンという体の大きな子が、体がきゃしゃなのび太をいじめたり、お金持ちのスネオが自慢話をしたりする場面があります。なんだか現実に引き戻されてしまうような印象を持ってしまいます。

アンパンマンでは、体の大きいカバオ君が、体の小さいウサコちゃんをいじめたりはしません。仲良しの友達同士です。

そして、たくさんのキャラクターが出てきます。それらが私には、肌の色、国籍、性別、

お金を持っているかどうか、学歴、考え方の違いなどを越えて、それぞれの違いを認め、皆が仲良く暮らしている世界。それがアンパンマンの世界です。

そんなアンパンマンの世界をリアルで作るお手伝いをして、たくさんの笑顔が見たいと思っています。

それは、毎日がディズニーランドやUSJ（ユニバーサル・スタジオ・ジャパン）のような、自分がその場に居て楽しいと思える世界でもあります。自分も楽しいと思えるから、皆を笑顔にするお手伝いをして理想の世界を現実にしたいという願いが、私の「**ありかた**」です。

ただ、この願いはぼんやりしているので、実現させるためには、もっと明確なイメージが必要です。アンパンマンのような世界を実現させるためにはどうすればいいのか……。まず、目の前のできることから明確にイメージして、それを実践していきます。

アンパンマンのような世界、ディズニーランド、USJのような世界とは、笑顔と可能性が溢れている世界のことです。

私自身の夢は「たくさんの笑顔を見ること」です。「笑顔にしたい」ではなく「笑顔を見る」

です。「笑顔にしたい」という視点では、他の人は不幸なのだという「ジャッジ」に基づく、上から目線の考えになってしまいます。

ディズニーランドやＵＳＪが楽しいのは、アトラクションが楽しいことはもちろんですが、そこに集う人たちが笑顔で、ニコニコしているからです。笑顔いっぱいの人の傍にいると、こちらも自然と笑顔になってきます。

無償の愛を与え、無償の愛を受け取り、笑顔と可能性に満ちた世界。それが私の究極の夢です。

そのためにしていることは、**『目の前にいる人に全力を尽くすこと』**です。お金をいただく仕事の場でも、そうでないプライベートの時であっても関係ありません。**『今ここ』**に対して、全力で笑顔になってもらえるように意識し、行動することの積み重ねが理想の世界を作る基盤となっていくからです。

笑顔と可能性に満ちた世界を作るには、「恐怖」、「怒り」、「思い込み」といった『心のブレーキ』をなくしていくことが近道です。赤ちゃんは、もともとそれらを持っていません。

私たちもかつては赤ちゃんでした。『思い込み』や『心のブレーキ』をなくしていくことで、そんな世界を作っていくお手伝いをすることが私の願いです。

あなたの「ありかた」もぜひ見つけていただけたらと思います。

遠くはぼんやり、そして近くの目標は明確に！

遠くも近くもぼんやりだと、今することが明確になりません。どんな夢でも叶うことはありません。今することを明確にして、大きな夢も引き寄せていきましょう。

この本を読んでくださっている素晴らしいあなたなら、きっと夢が叶うはずです。

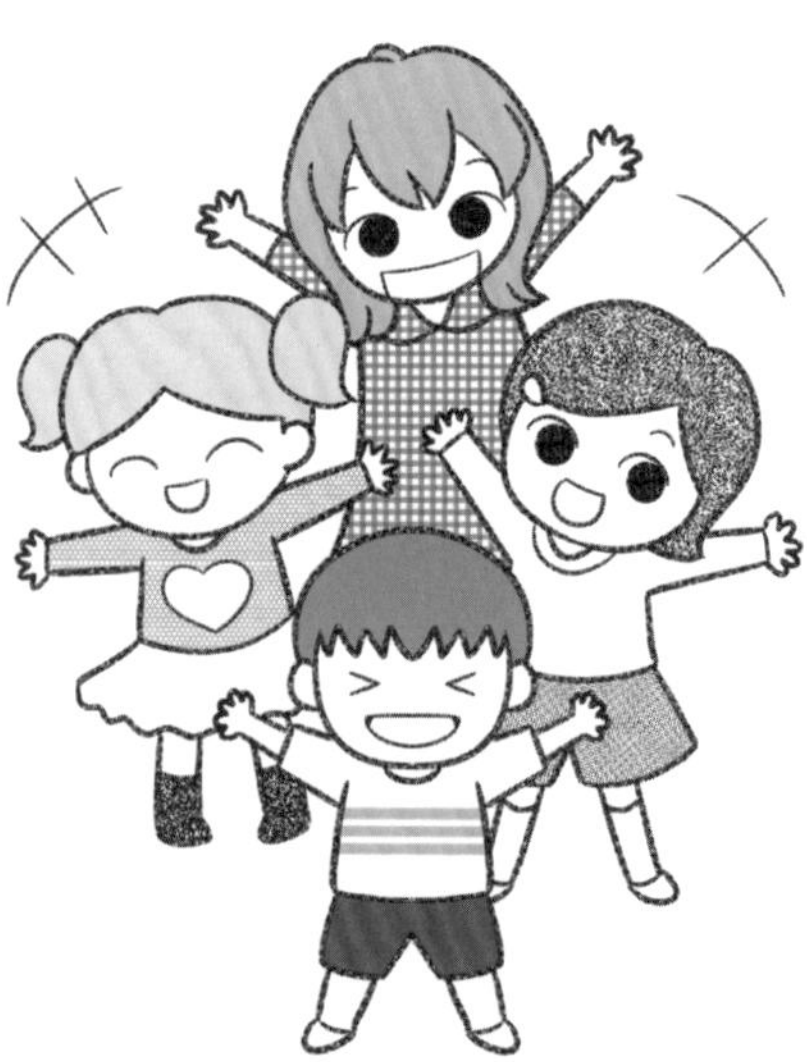

6 子どもの夢が明確になる『イヤなことゲーム』

遠くはぼんやり、近くは明確にという「ありかた」をみつける方法が、『イヤなことゲーム』です。

この『イヤなことゲーム』のやり方は簡単です。

お母さんと子どもで「イヤなことを言い合おう」と、ゲーム感覚でお互いのイヤなことを出し合って紙に書いていくだけです。

例えば、お母さんは子どもがご飯を残すところや、勉強をしないのがイヤなどと書きます。

子どもは、お母さんが残したらダメと怒ることや、勉強しなさいと言われるのがイヤなどと書きます。

このように、どんどんお互いにイヤだと思っていることを出し合っていきます。

母と子の間でこうなったらイヤだなあということを、タブーでもなんでもいいので出し合ってみてください。

このゲームで気を付けなくてはならないのは、「**どんなイヤなことを言ってもその場で注意しない**」というルールを守ることです。『イヤなことゲーム』をしている時に、「それはダメでしょ」と注意してしまうと、ゲームではなくなってしまうからです。

学校で、イヤなことを書き出しましょうという時間はないですよね。

ましてや会社では、イヤなことを出し合うのはタブーだとされています。例えば、上司に売上30％アップと言われ、その後、現状はどうなっているのかという報告の会議があったとします。その時に、会社の体制や上司の悪いことを言い合う時間は絶対にないはずです。「いや、社長さんの統率力がないから」などとは言えないのです。

また、イヤなところよりも「よいところを見ましょう」という考えは素晴らしいですが、プラスの面だけを見ていても発展しないことがあります。マイナスの面も見て、初めてその本質が分かることがあります。

私が小さい頃、給食を残したらダメだと先生に言われ、牛乳を飲みきれなくて泣きながら飲んでいる子がいたのを覚えています。

つまり、残すということが「×」になっているのです。ですが私は、牛乳を残す子がいたら「残したね、えらい！」と言います。なぜかというと、残した子は牛乳アレルギーで、飲むとお腹が痛くなったり、気持ちが悪くなることを自覚している子なのかもしれないからです。だから「×」ではなく、「〇」になります。

なぜイヤなのか、ということが大事なのです。

お母さんと子どもの『イヤなことゲーム』でも、イヤなことを出しあった後が大事です。お母さんは子どもが自分に対して思っているイヤなこと、子どもはお母さんが自分に対して思っているイヤなことがお互いに分かれば、「**イヤなことをなくして、改善していくためにはどうすればいいか**」が分かってくるので、母子関係で不足している大切なものが見えてきます。

影が分かれば光も分かるのです。ぜひ、やっていただきたいと思います。

7 大人の夢もすべて叶う

子どもだけではなく大人でも、「できるわけがない」「自分なんて」などという『心のブレーキ』が外れることで、どんな夢でも叶うというのは同じです。

子どもに、「あなたの夢は全部叶うのよ」と言い聞かせ、自分自身もそう思うのは確かに大切なことです。でも、お母さん本人が「私はできない」と思っていて、夢をまったく叶えていなければ説得力は薄いですよね。

結局は、夢を追い、叶える大人がスーパーキッズを育てるのです。

頑張っていない大人や希望のない大人が、子どもにどんなに「頑張りなさい」と言っても、子どもの心に響くことはありません。**夢を追い、叶えるお母さんの背中を見て、子どもは育っていきます。**

例えば、洋裁が好きで、その知識と技術を活かしてたくさんの人を笑顔にしているお母さんがいたら、その姿を子どもは目にして、自慢に思うでしょう。好きなことをしてイキイキと輝いているお母さんの姿勢が子どもには伝わるはずです。

逆に「洋裁をやっているけど、とても人に出せるようなものは、私には作れない」と思い何もしなかったら、そのマイナスな感情が子どもに伝わってしまい、心のブレーキとなるでしょう。そうならないように、スーパーキッズ養成の公式を活かして、お母さんご自身もちょっとしたことから「自分もできるんだ」と思って、心のブレーキを外してもらいたいと思います。私自身、50歳でそのことに気付き、それ以降は『引き寄せ』が奇跡のように起こっています。

・出版
・幸せな家庭を築く
・ＮＨＫテレビ出演
・一般社団法人設立と代表理事就任

・世界初のメソッド「ミラクルタッピング」「リミットブレイクマスター」の開発
・協会所属のスペシャリスト、インストラクターが1年で100名超え
・「引き寄せの公式」を発案。その後は『引き寄せ』が驚異的に加速
・ハワイにセミナールーム創設
・世界的著名人から無料セッションを受ける
・収入が会社員時代より大幅増
全国での講演、講座、セミナー依頼が殺到。セッションは3ヶ月待ち
・主宰する『超引き寄せセミナー』を受講された方々に奇跡的な引き寄せのオンパレード
・クライアントさんやミラクルタッピングスペシャリストとなられた方の夢が次々叶う

……などなど。

これらはすべて2011年に「リストラ」された私が、数年の間に「引き寄せ」たものの一部です。過去数十年かかっても実現しなかったことが、この3年で連日のように起こっています。これは私だけに起こる特別なことではありません。

いくつになっても、どんな人でも、『心のブレーキ』を外すことで引き寄せが起こり、どんな夢でも叶うようになるのです。

8 素敵なお母さんは「引き寄せの達人」

いつも希望に満ち、自身もチャレンジして夢を叶えているお母さんは、外見も心もイキイキと素敵でしょう。

お母さん自身が、ミラクルタッピングを使って『心のブレーキ』を外し、「引き寄せ」を起こすことで、さらに素敵度はアップしていきます。そんなお母さんは、引き寄せの達人と言っても過言ではないでしょう。

【コラム】みんな愛されたくて、愛したい

「僕には、おばちゃんの言ってること全部分かるよ」

不登校のお子様をお持ちのお母様に、潜在意識の仕組みをお話ししていた時に、遠くで話を聞いていた息子さんが近づいてきて、私に言った一言です。その後に、そのお子様はこう付け加えました。

「でも、お母さんに話しても分からないと思うよ」

そして、今までの思いを吐き出すように、自分の思いを話し始めました。

私が不登校のお子様に強い関心を持ったのは、このお子様の一言がきっかけでした。


そのお子様の話を真剣に聞くうちに、大人もびっくりするような才能や思想、ぶれない自分の考えの軸をもっていて、だからこそ、学校という枠組みの中では苦しんでしまうのだと感じました。そして、そのお子様の中にだけある、素晴らしい能力を引き出したいと強く感じるようになりました。

不登校のお子様の多くは、「自分の中にだけある宝物（能力）に気付いていても、周囲の反応を恐れて出せない」「周囲と上手くいかない自分を価値がないと思い込んでいる」そして、その親御さんも、ご自身の素晴らしい宝物に気付いていない場合が多いという事実にも気付きました。

私は、とみ太郎（山富浩司）さんから直接ミラクルタッピングを学び、スペシャリストとインストラクターの資格を得ました。本で書いている以上にいろいろなタッピング技法があることを知り、すべてを学びたいと思ったからです。その後の効果はまさに絶大でした。

私のセッションに来られたある女性の最大のお悩みは「長年不登校の息子さんをなんとかしたい」というものでした。ご自身が学校の先生をされていることもあり、いろいろな思いに苦しまれてきたことがよく分かりました。

その他にも、「旦那がいろいろ分かってくれない、姑は悪口ばかり、息子はいろいろ問題起こして皆に迷惑をかける、息子がこうなったのもアレやコレのせい」などの満たされない感情をたくさん抱えられていて、とても苦しそうでした。

その方がミラクルタッピングセッションを受けて、「長年の憑物《つきもの》がフッと取れるような不思議な体感がありました。あれだけ息子の将来どうなるの？　この先どうしよう……、と思っていた感情がいつの間にか消えてなくなりました‼」と、驚きで興奮された様子でおっしゃられていました。

その後お子様は、教師という仕事に向き合うお母さんを認めてくれることを言葉ではっきりと言ってくれるようになったそうです。

私はその後、何度かご自宅にお邪魔させていただきましたが、明らかに家族の雰囲気が変わっていることにびっくりしました。

学校に行かないことも含めて、ありのままの息子さんを受け入れていました。

「息子のこれからが、とても楽しみ！」

そう笑顔で言われたお母様と一緒にいる息子さんの表情は、最初に会った時とは別人のように穏やかでした。

以前は「学校に行きなさい」と言っても聞く耳を持ってくれなかった息子さんも、高校に進学したいという気持ちになっているようでした。

「母親が変われば、子どもも変わる」そのことを実感されたそうです。

お母様自身も、いつも明るく楽しそうで、同僚の方から『一緒にいると元気をもらえます』と言われるようになったそうです。

また、お勤め先の学校でも、受け持ちのクラスの保護者の方に、息子さんが不登校であることをお話になり、保護者の方からは、話してくれたことで親近感がわき、いろいろなことを相談しやすいと、とてもよい関係を築かれていらっしゃるようです。

そのお母様から、不登校のお子様を持つ親御さんへメッセージをいただきました。

「以前は家族に対して不安や不満が沢山ありましたが、今、息子といるこの時間が、本人にとっても家族にとっても、必要な大切な時間だと心から思えるようになりました。そして、何が一番大切かということは人の数だけあるということにも気付きました。親であっても、子どもの一番大切なものは分かりませんね。子どもたちが一番大切にしているものと、その子だけの可能性を発見するために、神様から頂いた大切な時間だと思って、一緒に子どもたちの未来を楽しみにしませんか」（大分県　Ｋさん）

私自身、子どもを持つ母親として、このようなお手伝いができること自体が素晴らしい「引き寄せ体験」です。

このご家族にとって、息子さんの不登校という現実が家族の皆様へのすばらしい気付きのギフトであったこと。

ありのままの自分を認めて愛してくれる人がいるだけで、自分の目の前の人のありのままを認め、愛することができること。

そして、そんな自分が大好きになり、未来に希望を抱けるようになること。

過去の自分を振り返りながら、幸せな家族再生のサポートができるこのお仕事を与えていただいた、とみ太郎さんには心から感謝しています。

（大分　ジュエルミッションプロデューサー　平川かよさん）

9 どんなジャンルの夢でも叶うイメージ法とは？

自分の夢のみを考えず、それが叶った時に、どんな人が笑顔になるかをイメージする方法です。このイメージ法を分かりやすく体感してもらうために、『超引き寄せセミナー』で行っている驚きのワークがあります。

強く願うのではなく、願いが叶ったかのように、「ありがとう」と感謝の気持ちでいると、人が引き寄せられるように、願いが叶うような引き寄せが起こります。

強く願うのではなく、軽くイメージすることで『引き寄せ』が起こっていきます。

10 『オセロの法則』で、すべての夢は叶う

オセロゲームというゲームがあります。

白と黒の石を使った二人用のボードゲームで、石の多いほうが勝者となるゲームです。オセロゲームでは、黒を真ん中にして両端に白を置いたら、黒は白になります。オセロを夢実現や「引き寄せ」に例えることを**『オセロの法則』**と私は呼んでいます。真ん中の黒は、子どもをいい学校に入れたい、もっとキレイになりたい、収入を上げたいなどの自

分自身の願いです。

しかしそこだけを見ると困難にぶつかった時、「こんなに難しいなら別にやらなくてもいいか」、「今は時期じゃない」、「準備ができていないからできない」など、言い訳ができてしまいます。

例えば、子どもを偏差値の高い学校に入れたいという願いだけを見ていたとします。受験を勝ち抜くためにはたくさん勉強をさせないといけない。お母さんがそう思って、「勉強しなさい」と口を酸っぱくして言っても、子どもは思うように勉強しなかったり、勉強嫌いになったりしてしまうでしょう。

それは、願望の先にある誰かの喜ぶ姿が見えていないからです。

では、『オセロの法則』を使った場合には、どうなるでしょうか?

例えば、子どもが目的の学校に入ったらどんなよいことが起こるのか。それを想像します。

目標にしていた学校に受かった時の子どもの喜んでいる姿、「自分でもやればできるんだ」という子どもの達成感に満ちた最高の笑顔を白いオセロとして、真ん中の自分の願いの両隣に置きます。そうすると、自分の黒のオセロは白になり、お母さんも子どももハッピーになるのです。

そして周りのお母さんも、「あの子があんなことできたよ、私たちもできるんじゃないの、頑張ろう」とハッピーになります。自分の願望を叶えることで誰が喜ぶのか、誰が幸せになれるのかを想像してみてください。

自分だけが白いオセロになるのではなく、周りの人たちの喜ぶ姿を想像して四隅に白を置いて全部を白にしていく、それが『**オセロの法則**』なのです。

やりたいことや、「そうなったらいいな」と思う場面を想像して、それが叶ったら、どんな人が喜ぶだろうかと想像してください。

そうするといい意味で言い訳ができなくなり、「やらなければいけない」から「やりたい」という気持ちに変わっていきます。

誰でも「勉強しないといけない」、「いい学校に入らないといけない」など、「いけない」

という思いだけでは辛いですよね。「やりたい」ということは、コーヒーを飲みたい、ご飯を食べたい、映画を観たい、いい洋服を着たいと同じで、ワクワクすることなのです。辛いことをしたい人などいないはずです。子どもでも大人でも同じです。「やりたい」というワクワクが、一番の原動力となります。

全国で開催している『超引き寄せセミナー』では、この方法を使ったオリジナルのワークを行っています。「オセロの法則」を使ったイメージ法を行ってもらうのですが、受講生全員がその場で『引き寄せの体感』があります。「体感」がその場で得られる瞬間には受講生のみなさんは本当に驚かれます。体感覚を通して「引き寄せ」が理解できるので、その後は急速に「引き寄せ」や夢が、叶っていく方がほとんどです。

自転車や車の運転と同じで「体感覚」で乗れたものは、その後は意識しないでも乗れるようになります。すると、「引き寄せ」や夢実現も意図的に起こせるようになっていきます。

【コラム】オセロの法則で夢は叶うと確信！

このエピソードは私自身のものです。

私は、会社員時代に「本を出したい」と思っていたことがあります。この時の私が本を出したかった理由は「本を出して有名になりたい」と思ったからです。

今になって思うと稚拙《ちせつ》で本当に恥ずかしい話ですが、当時の私はそう思っていました。まさに「自分のため」だけの夢でした。オセロで言うなら「白になりたい」という状態です。もちろんその夢が叶うことはありませんでした。

そんな私が本当に本を出す機会が巡ってきました。２０１１年3月12日のことです。それは「3・11」の翌日でした。私自身が震災に遭ったことがあるので、被災地の姿には言葉で言い表せないほどショックを受けました。すぐにでも東北に飛んでいきたい気持ちでした。

リストラをされて職がなかった私は、潜在意識開発の塾に通っていました。ある日同期生で大阪天王寺区倫理法人会の会長でもある仲村枝見子さんに、駅で大声で呼び止められました。仲村さんの隣りには、見知らぬ女性が震えていました。その女性の背中にそっと手を添えながら、仲村さんが必死な顔で訴えてきました。

「この人は私の大切な友人なんです。朝から声が出なくなって病院に行っても原因が分からないと言われているんです！　山富さん、どうか治してください！」

一瞬、頭の中が真っ白になりました。何しろ私は医者でもなんでもなく、ただのリストラほやほやの人間だったからです。

ただ、私自身30年間「引き寄せ」や夢実現の勉強をしていた中で、「**起こることにはすべて意味がある**」ということだけは理解していたので、すぐに気をしっかり持ち、女性の力になろうと決意しました。そして、そこで行ったのが、ずっと勉強と改良を重ねていたタッピングでした。

自分のできる限りの力を注いでタッピングを行い、少し時間が過ぎた頃です。

「声が出ました！」

まさに感動の瞬間でした。

タッピングで、ストレスや行き過ぎた感情を外したので、声が出るようになったのです。

その後、家に戻ってから「３・１１」の映像が浮かんできました。そして「本でこの方法を紹介すれば、たくさんの方が笑顔になる」そう思い、目を閉じていました。妄想の中で本を手に取ってくださった方々が、次々と笑顔になっていきました。

ゆっくりと目を開けた数分後に、携帯の着信がありました。

出版社さんからでした。以前、私のタッピングセミナーを受けられた方が、その出版社で編集をされていたのです。

「被災された方が笑顔になるような、タッピングの本を書いてください」

そう言われてできたのが拙著『1分間たたくだけ　タッピングダイエット』（遊タイム出版）です。

この時の私は『自分のために』本を出したいという気持ちは一切ありませんでした。たくさんの方が笑顔に、幸せになられている姿をイメージしていただけです。

自分が「白になりたい！」というのではなく、オセロでいうなら、両横に白のオセロを置いていったのです。

『オセロの法則』で夢は叶う。そう確信した出来事でした。

第⑤章

『スーパーキッズ養成の公式（B^2）』
2種類の心のブレーキを外す

1 心のブレーキは2種類

第1章でも説明しましたが、心のブレーキには2種類あります。
「意識できるブレーキ」と**「無意識のブレーキ」**です。

例えば怖い、悲しいといった自覚できる感情を長い期間引っ張ってしまうと、心のブレーキになってしまいます。悪い感情ではありませんが、ずっと持ったままでは辛くなる感情です。また、人前に立つと緊張する、高い所が怖い、お母さんの「男の子の気持ちが分からない」というのも自覚できる心のブレーキです。このようなブレーキが、**「意識できるブレーキ」**です。

それに対して「無意識のブレーキ」は、原因がはっきりしない意味不明なブレーキのことです。高い所が怖い、人前で緊張するというのは自覚できるけど、なぜ高い所が怖くて、人前で緊張するのか、その原因は分からない。また、原因は分からないけどなんとなくやる気が出ない、というのが**「無意識のブレーキ」**です。

❷ 2種類のブレーキの特徴

車に例えるなら、**自覚できるブレーキは「フットブレーキ」**です。

例えば、公園の手前でボールが転がってくることがあります。すると、次に子どもが飛び出すことが予測できるので、フットブレーキを踏みます。

また、信号が黄色になった時に「止まらなければ」と意識して踏むブレーキは、フットブレーキのはずです。

このように意識して踏むフットブレーキは、自覚できるブレーキだということです。

自覚できないブレーキは「サイドブレーキ」です。サイドブレーキはかけたままでも手足は自由に動かせます。つまり、知らない間にずっとかかったままになってしまう可能性がある状態です。

最近の車は親切な設計がされていますから、サイドブレーキがかかりっぱなしだとそれを知らせる音がします。

以前働いていた会社の営業車に乗っていた時、サイドブレーキを引きっ放しでも音がしませんでした。その軽自動車で、当時大阪から神戸へ向かう途中、阪神高速でスピードが出なくて、「荷物はそんなに積んでないのにまさか」と思ったら、サイドブレーキが引きっ放しだったということがありました。

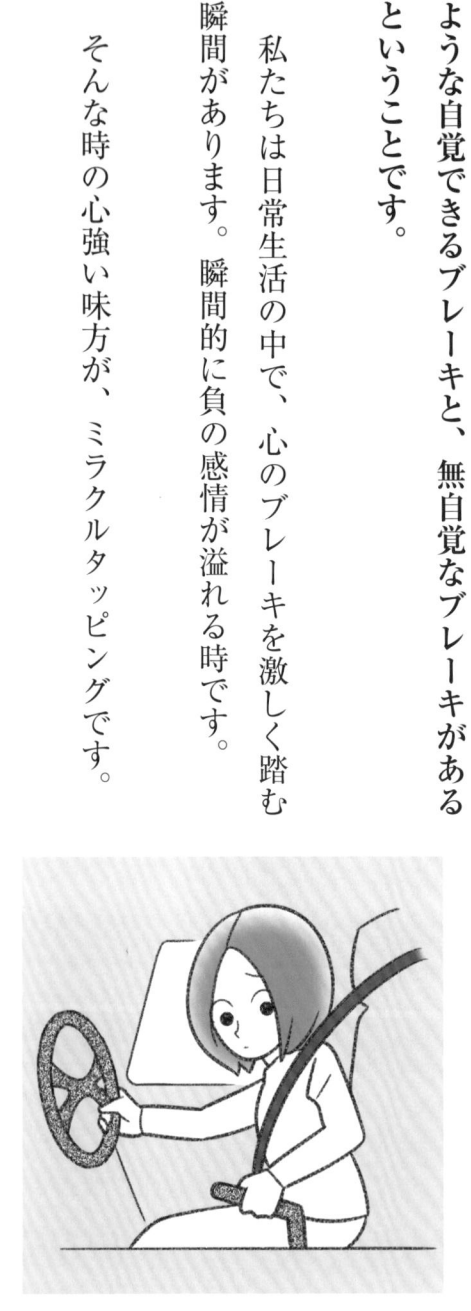

これは潜在意識の無自覚でかけるブレーキと同じことです。**心のブレーキには、このような自覚できるブレーキと、無自覚なブレーキがあるということです。**

私たちは日常生活の中で、心のブレーキを激しく踏む瞬間があります。瞬間的に負の感情が溢れる時です。

そんな時の心強い味方が、ミラクルタッピングです。

❸ 心のブレーキは瞬時に外せる！

ミラクルタッピングは、どんなマイナスの感情にも効果があります。ただし、手順を守らないと、効果が低いので必ず覚えてください。とてもシンプルで簡単です。

ミラクルタッピング・４つの手順

1. 「心のブレーキ」を点数化する
2. 準備運動をする
3. ミラクルタッピングを行う
4. 点数の変化をチェックする

【4つのタッピング手順】

《1》「心のブレーキ」を点数化する

ミラクルタッピングを行う前の段階での「手放したい感情（心のブレーキ）」を点数化します。

大まかでいいので「我慢できない」くらいの最大を10、不快な感情は特に感じない場合を0として、**0から10の間で点数化**して紙に書きます。

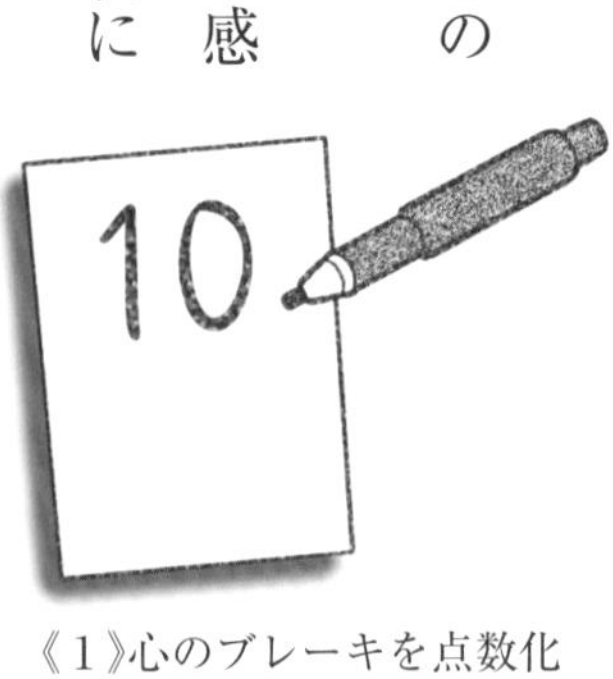
《1》心のブレーキを点数化

《2》準備運動をする

ミラクルタッピングを行う前に、エネルギーの流れを整えます。

スポーツでいうところの準備運動です。タッピングポイント（タッピングで刺激を与える場所）は手のひらの小指側の横にある「空手チョップポイント」です。

《3》ミラクルタッピングを行う

感情別にタッピングする場所が違うのですが、どの感情にも共通する注意点として、ミラクルタッピングを行う際には、手放したい感情（心のブレーキ）に意識を集中しながら行うことが大切です。

①**「空手チョップポイント」をタッピングする**

タッピングポイントは、空手チョップに使う手のひらの側面の部分です。左右の手のひらの空手チョップポイント同士を、リズミカルに10秒程度、心地よい強さでタッピングします。

②**「鎖骨下」を首の中心から外側に向かってなぞる**

両手を使い、心地よい強さで５，６回なぞります。

《4》点数の変化をチェックする

ミラクルタッピングの後で、「手放したい感情（心のブレーキ）」の変化を《1》と同じ方法でもう一度点数化して変化をチェック

《4》点数の変化を必ずチェック

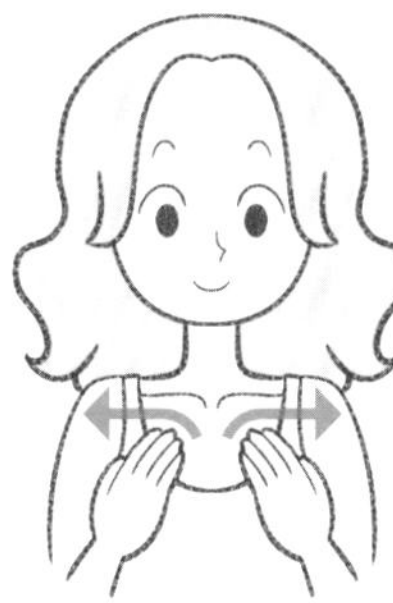
《3》−②鎖骨下をなぞる

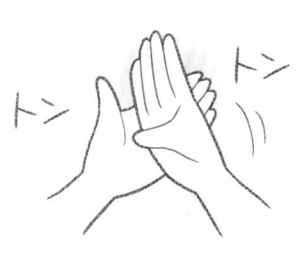

《3》−①空手チョップポイント

してください。

ほとんど変化がない場合は、心のブレーキが潜在意識に深く根を張っている可能性が考えられます。その場合、ミラクルタッピングだけでは外れないことがたまにあります。

そういう時は、「**リミットブレイクマスター**」という独自のセラピー方法を使います。意識できない「感情記憶」を数分程度で癒すことができるのが「リミットブレイクマスター」なのです。ただ、これはプロ、もしくはセラピー経験者向けの技法で、本書では割愛させていただきます。拙著、『自分史上最高の幸福がふりそそぐタッピングセラピー』（遊タイム出版）で説明していますので、そちらをご参照ください。

このミラクルタッピングの効果を高める、**大切なポイントが3つあります。**

（1）手放したい感情（心のブレーキ）に意識を集中させる

他のことを考えながら、何かをしながらなどの「ながらタッピング」では、効果を得られませんので注意してください。

ミラクルタッピングを行う際に最も大切なのは、「**手放したい感情（心のブレーキ）を意識しながらタッピングを行う**」ことです。できるだけ的を絞ってイメージすることが重要です。

例えば「Aさんに対する怒りの感情を」外したい場合には、Aさん全体についての怒りではなく、「Aさんに言われたあの時の一言」「Aさんにされたあの時のこういう仕打ち」などというふうに、具体的に、詳細にイメージして行います。

（2）手放したい感情（心のブレーキ）を点数化

手放したい感情（心のブレーキ）の大まかな点数をつけます。我慢できない最大を10、何も感じない爽快な場合を0として、0から10の間で大まかに点数化して紙に書きます。

（3）タッピングの順番を守る

ミラクルタッピングでは手放したい感情によってタッピングポイントが異なりますが、その際にタッピングの順番を守ることはとても大切です。

金庫に例えるなら、「115」で開く金庫は「511」では開きません。タッピングの順番は金庫の鍵と同じです。順番にはきちんと意味があり、手順通りに行うことで効果が得られます。これについては拙著、「自分史上最高の幸福がふりそそぐタッピングセラピー」（遊タイム出版）でも触れていますので、参考にしてください。

第⑥章

使ってみよう！ミラクルタッピング

1 これで頭がよくなる！

頭がよくなるということは、集中力が上がるということです。
集中できない状態とは、脳への血流不足、酸素不足が原因となっている場合がほとんどです。
頭の回転をよくするには、集中力を増し、血行をよくすればいいのです。ミラクルタッピングで血流の流れを整えると、頭がすっきりしてきて集中力を高めることができます。

【頭がよくなるタッピング方法】

空手チョップポイントをトントンする

タッピングの速さは5秒間に15回程度で、心地よい強さで行います。

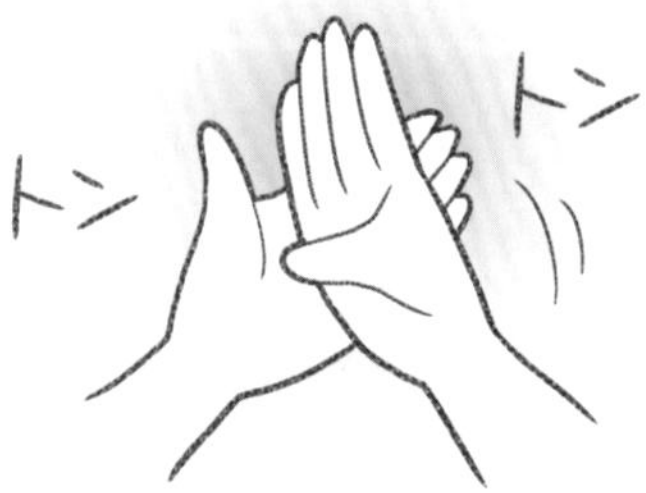

空手チョップポイント

1～2分で身体全体がぽかぽかと温たまり、血行がよくなっていくのを感じることができます。1日に何回行ってもかまいませんので、集中力を高めたい時に行ってください。

❷ 能力がぐんとアップする！

能力をアップするためには、まず、やる気が必要です。

例えば、「自分はもっと勉強をしないと目標の学校に合格できない」と頭では分かっているものの、なんだかやる気が出ない。

このようにやる気が起きない理由が分からない時があります。

そんな時、この『能力アップタッピング』を行なうと、やる気が溢れてきて、気持ちがフラットになり、勉強に集中できるようになります。

また、勉強だけでなく運動に必要な能力や仕事のやる気も上がります。能力アップをしたい、もっとはかどるようになりたいという時に、このタッピングを行ってください。

《1》空手チョップポイントをトントンする

タッピングの速さは5秒間に15回程度で、心地よい強さで行います。1～2分で身体全体がぽかぽかと温かくなって、血行がよくなっていくのを感じることができます。

《2》鎖骨下をマッサージする

鎖骨下を首の中心から外側に向かって、両手を使い、心地よい速さで5、6回なぞります。

《3》手のひら側の水かき部分を、それぞれ約10秒間タッピング

①人差し指と中指の間の水かき部分

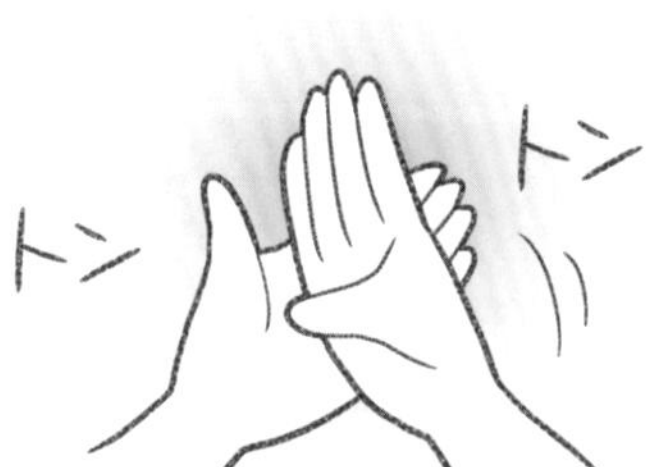

《1》空手チョップポイント

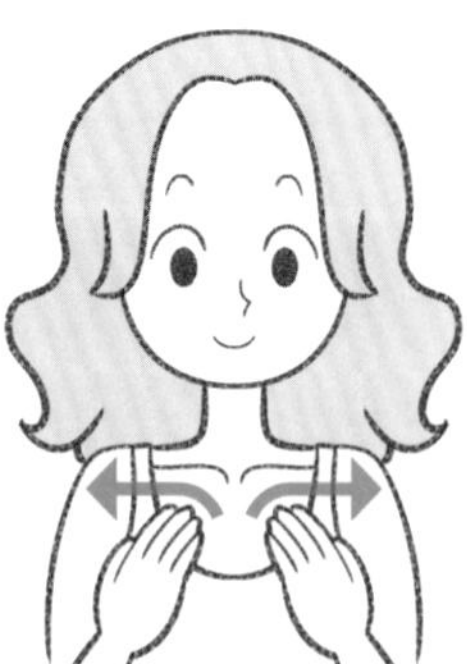
《2》鎖骨下をマッサージ

②中指と薬指の間の水かき部分
③薬指と小指の間の水かき部分

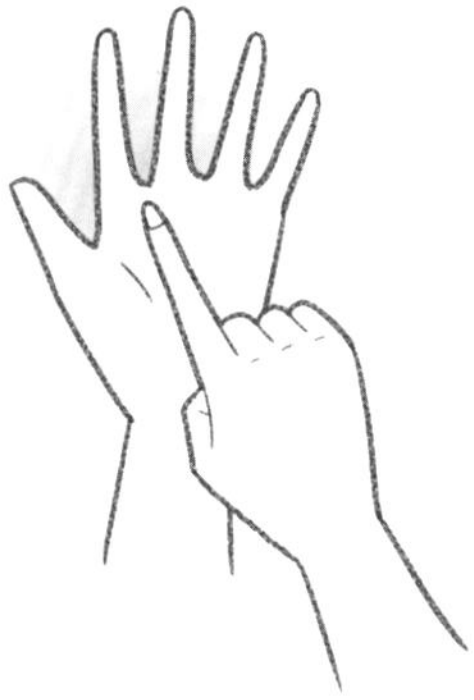
《3》－① 人差し指と中指の間

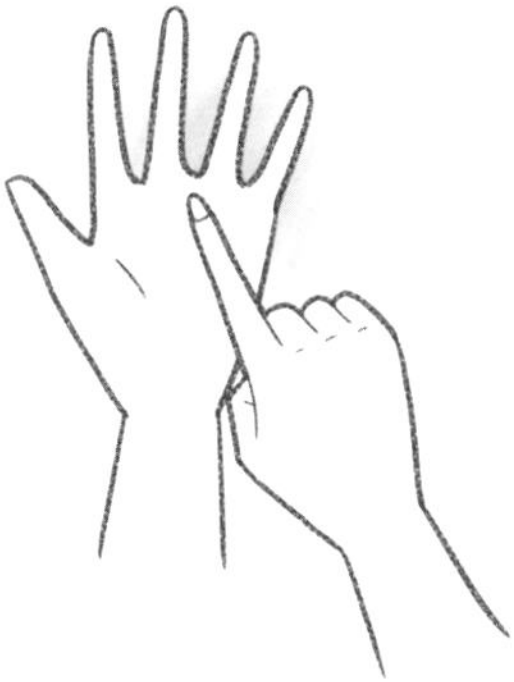
《3》－② 中指と薬指の間

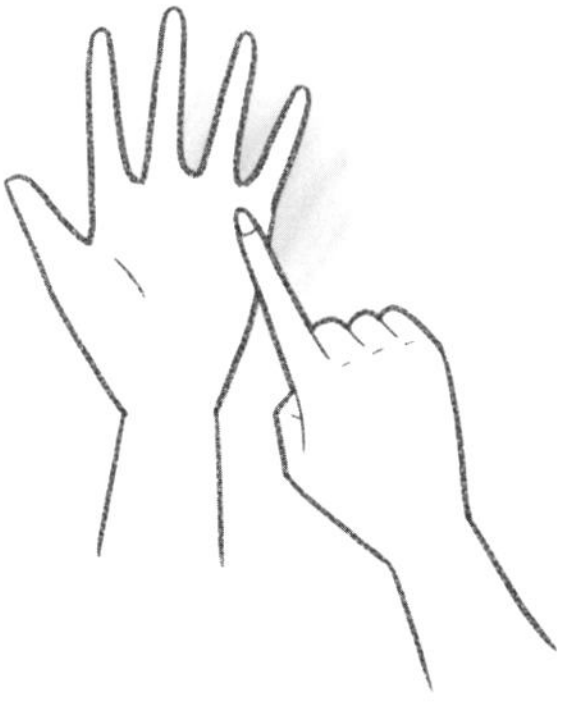
《3》－③ 薬指と小指の間

《4》手の甲の水かき部分をタッピング

手の甲側の人差し指と親指の間の水かき部分を、約10秒間タッピングします。

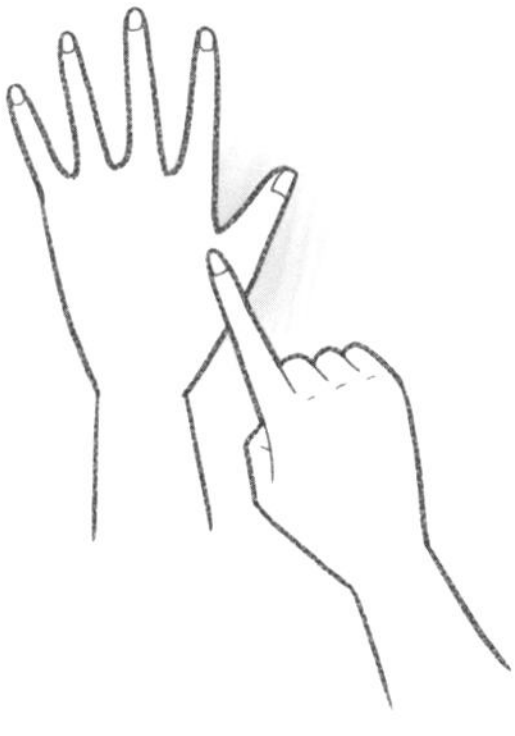
《4》人差し指と親指の間

《5》「鎖骨下ポイント」を10回タッピングする
左右どちらの手でも構いません。タッピングポイントも左右どちらでも大丈夫です。

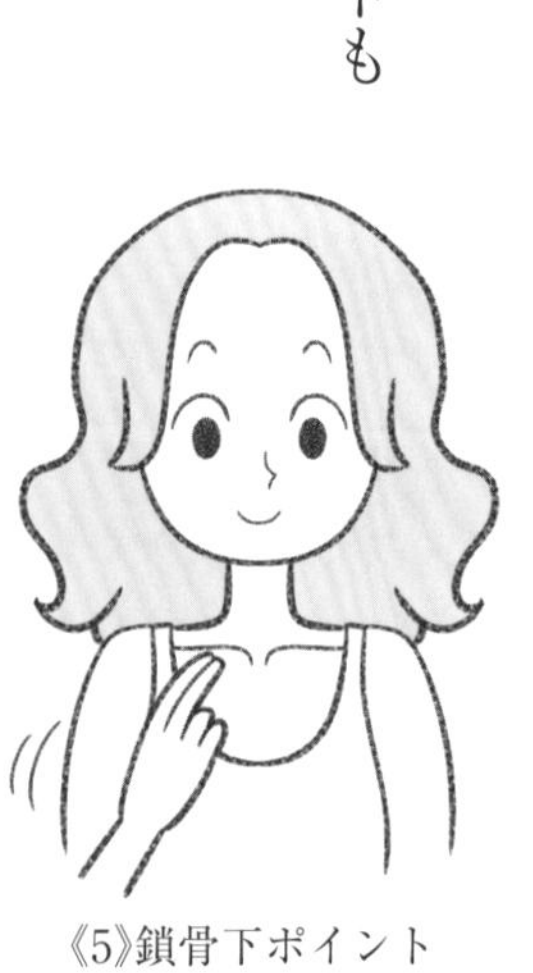
《5》鎖骨下ポイント

❸ テスト・運動会・発表会……『本番力アップ』の方法

例えば「本番では緊張して普段の力が発揮できない」という思い込みを外すことで、試験や運動、習いごとの発表会の本番で力を発揮できるようになります。

つまり、本番力がアップしていきます。本番でできるわけがないという思い込みの中には、「できなかったらどうしよう」という恐怖や不安、緊張感も入っています。

心のブレーキとなっている感情を外すことで、本番に強くなります。時間がかからずにできるので、本番直前で恐怖や不安、緊張をとりたい場合でも行うことができます。

【不安や緊張を外すタッピング方法】

《1》あなたが抱いている不安や恐怖、緊張に集中する

《2》自分の不安や恐怖、緊張の度数を点数化して紙に書く

「何も感じない爽快な状態」を0、「不安や恐怖が最大の状態」を10として、0から10の間で点数化した数字を紙に書きます。

《3》準備運動を行う

①「空手チョップポイント」を5秒から10秒程度タッピング。タッピングの速さは5秒間に15回程度。心地よい強さで行います。

②「鎖骨下」を首の中心から外側に

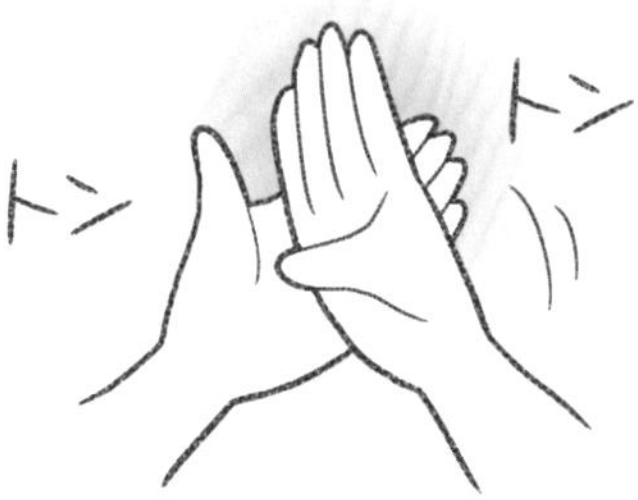

《3》－①空手チョップポイント

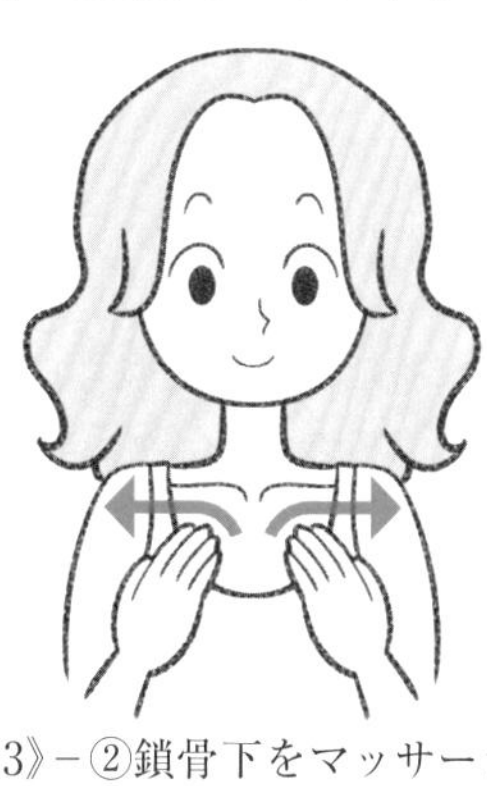
《3》－②鎖骨下をマッサージ

《2》気持ちの度数を点数化

向かって、両手を使い、心地よい強さで5、6回なぞります。

《4》それぞれ5秒間ずつタッピングする

3カ所を順次タッピングしていきます。使う手は左右どちらでも構いません。タッピングポイントも左右どちらかで大丈夫です。

①目の下
②わきの下
③鎖骨下

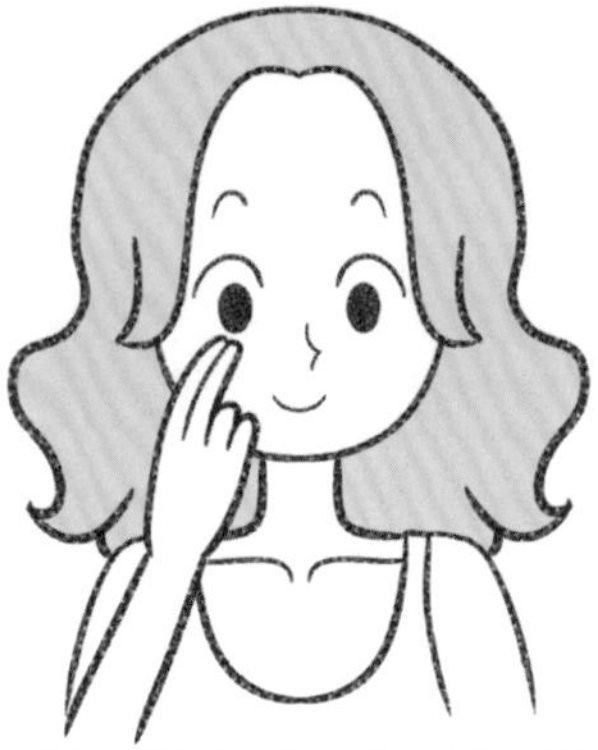

《4》－①目の下をタッピング

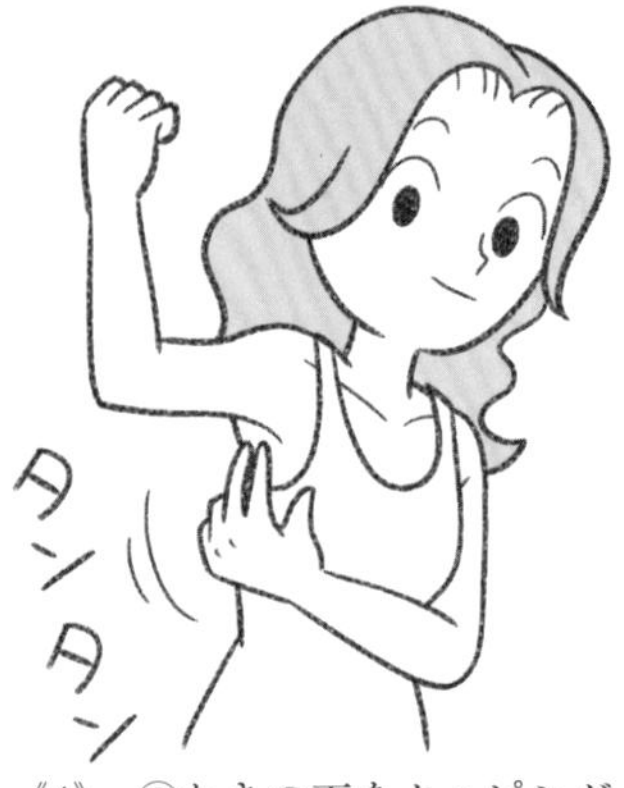

《4》－②わきの下をタッピング

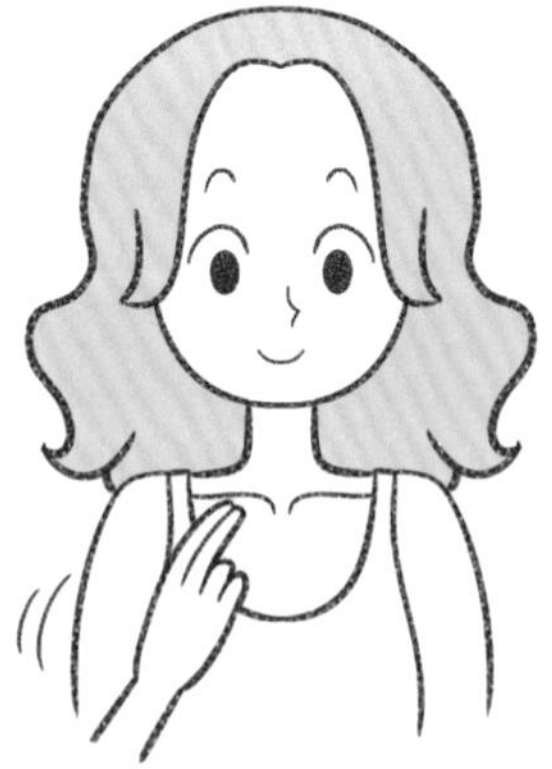

《4》－③鎖骨下をタッピング

《5》恐怖、緊張が収まったかをチェックする

0から10の間で大まかに点数化した数字を紙に書き出します。

4 身体能力が一瞬でアップ!?

子どもには勉強だけではなく、スポーツもできるスーパーキッズに育ってもらいたいですよね。ミラクルタッピングでは、勉強能力だけではなく、身体能力もアップできます。

身体能力といってもさまざまです。体を柔軟にしたい時、瞬発力を上げたい時、スポーツの大会で結果を残したい時など、ミラクルタッピングをすることで緊張がほぐれます。そのため本来の力を発揮することができるようになります。

【身体能力を上げるタッピング方法】

《1》前屈をする

前屈した時に、手がどの辺りまで届くかを覚えておきます。2人で行い、どちらか1人が客観的に覚えておくとより正確に行えます。

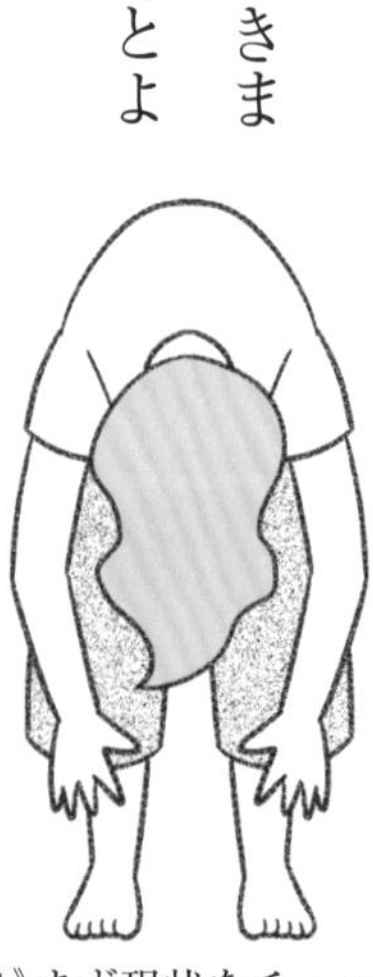

《1》まず現状をチェック

《2》それぞれ約5秒間ずつタッピング

3カ所を順次タッピングしていきます。

①目の下
②わきの下
③鎖骨下

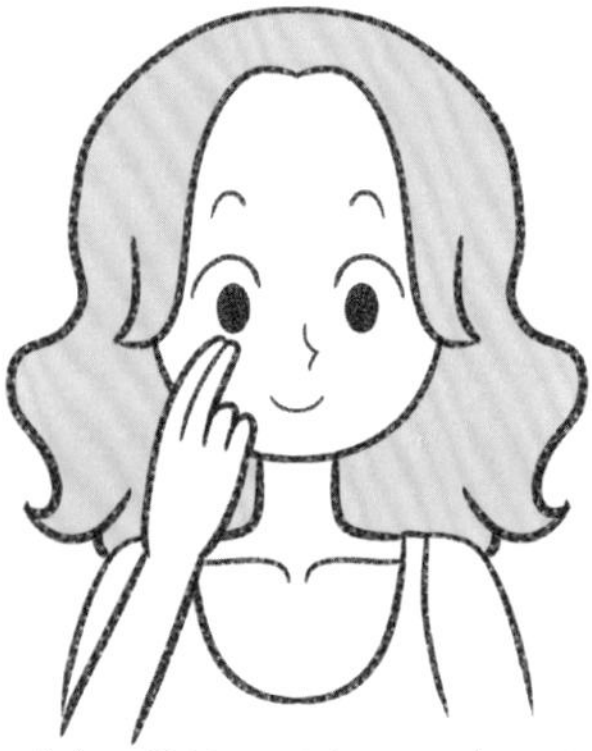

《2》－①目の下をタッピング

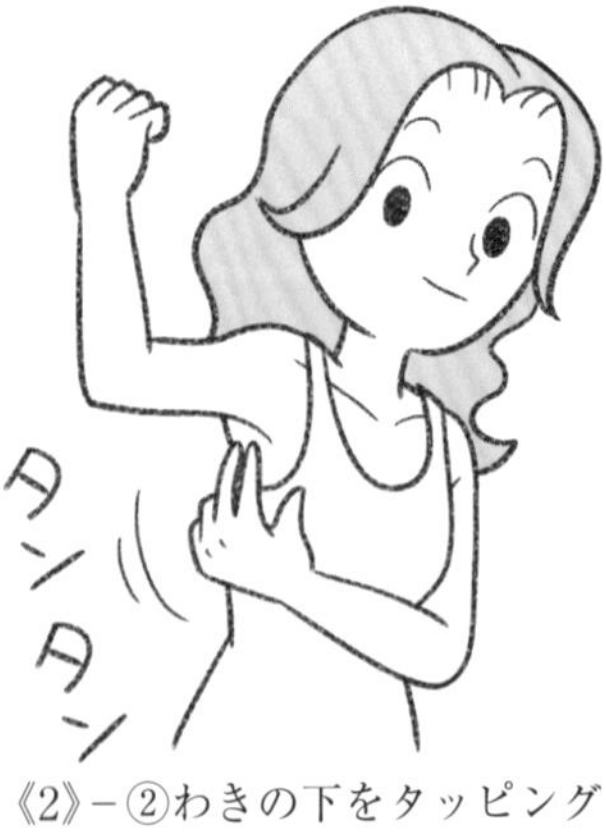

《2》－②わきの下をタッピング

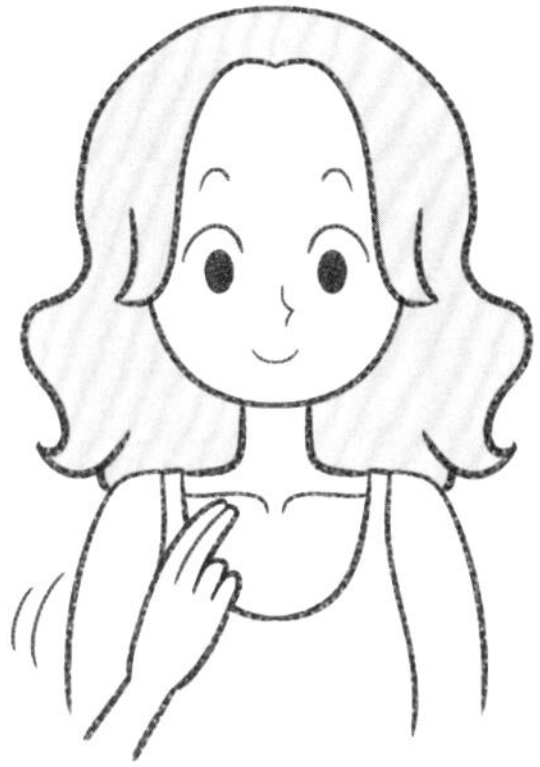

《2》－③鎖骨下をタッピング

《3》再度、前屈する

タッピングをほどこす前より、３センチから５センチ以上、下まで前屈できるようになります。

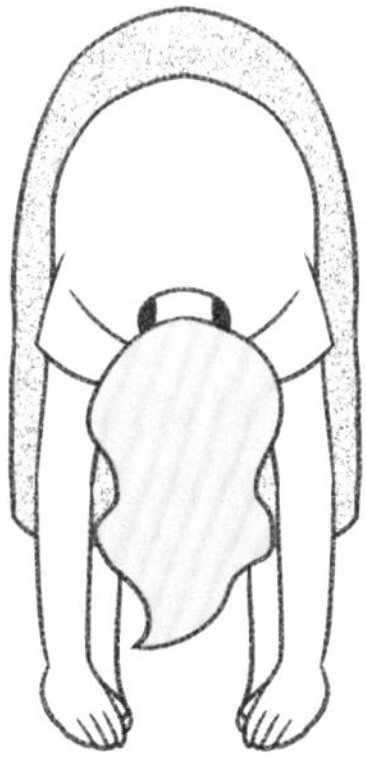

《3》効果を実感してください

【コラム】

先日、東京のスポーツトレーニングジムにお伺いしました。

オリンピック選手を何人も輩出されている名門スポーツジムです。

そこでオーナーさん、コーチ、選手20名全員に『身体能力アップタッピング』を行いました。

普段極限まで練習に練習を重ねている選手でしたが、驚きの結果が出ました。

全員大幅に身体能力が向上したのです。

選手達はもとより、ジムのオーナー、コーチはまさに驚きの表情でした。

それもそのはず、スポーツトレーニングのプロ中のプロが何かしたのではなく、単に私は『身体能力が一瞬でアップするミラクルタッピング』を行っただけでした。

しかも、所要時間は一人10秒程度。

「試合本番になるとプレッシャーで緊張してしまう」

そんな選手に対しても『緊張を一瞬で解消するミラクルタッピング』を行いました。その後は「今までと視界が違う」、「すごくリラックスできる」と驚きの声が続々と上がっていました。

この技法をスポーツに携わるトレーニングジム経営者、監督、コーチやメンタルコーチが取り入れていただければ、東京オリンピックでは歴史的なメダルラッシュになるだろうと確信しています。

5 すぐに頭がすっきりする!?

勉強中や仕事中に、集中力が途切れてぼーっとしてしまうことがあると思います。そんな時は、頭をすっきりさせればリフレッシュできます。

このタッピングを行えば、頭や目がすっきりするので、勉強も仕事の作業も大幅にはかどるようになります。

【頭がすっきりするタッピング方法】

《1》空手チョップポイントをトントンする

タッピングの速さは5秒間に15回程度で、心地よい強さで行います。1～2分で身体全体がぽかぽかと温かくなって、血行がよくなっていくのを感じることができます。

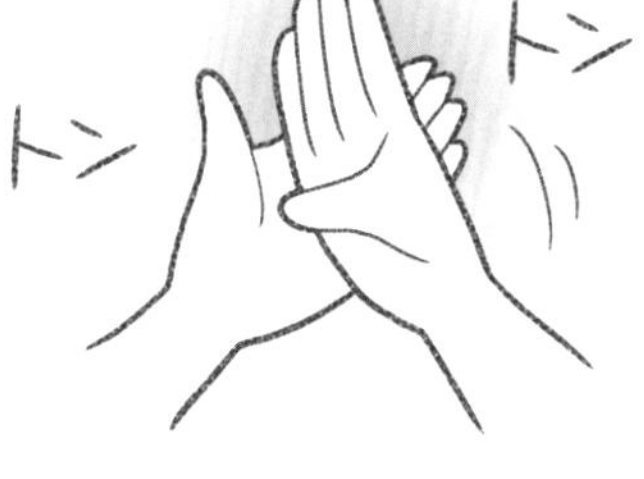

《1》空手チョップポイント

《2》鎖骨下をマッサージする

鎖骨下を首の中心から外側に向かって、両手を使い、心地よい速さで5、6回なぞります。

《3》手の平側の、中指の腹をタッピング

中指の第一関節部分の腹を、時計回りに円を描くように、心地よい強さで約30秒間タッピングします。

《4》手の甲側の人差し指と親指の骨と骨の間を約10秒間タッピング

《5》「鎖骨下ポイント」を10回タッピング

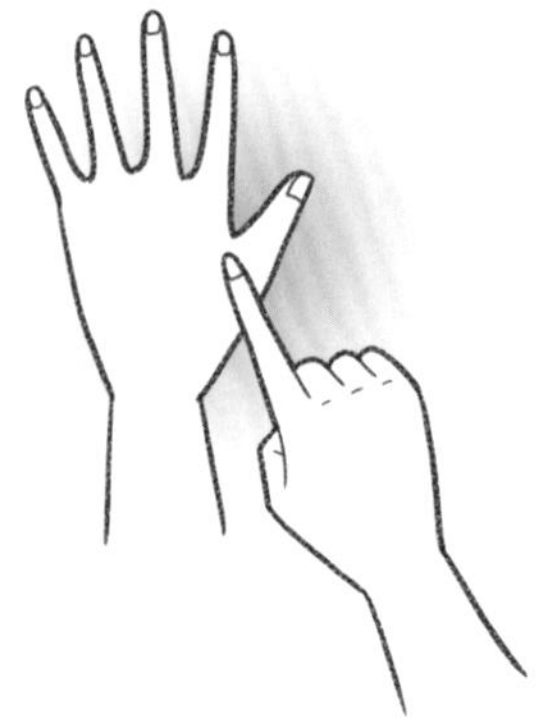

《4》人差し指と親指の間

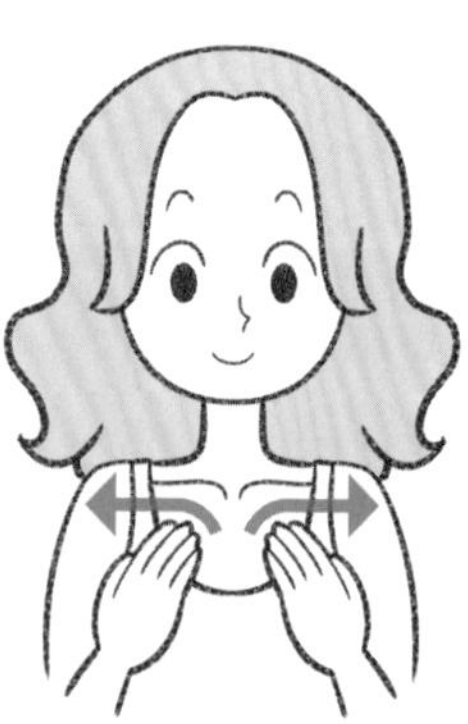

《2》鎖骨下をマッサージ

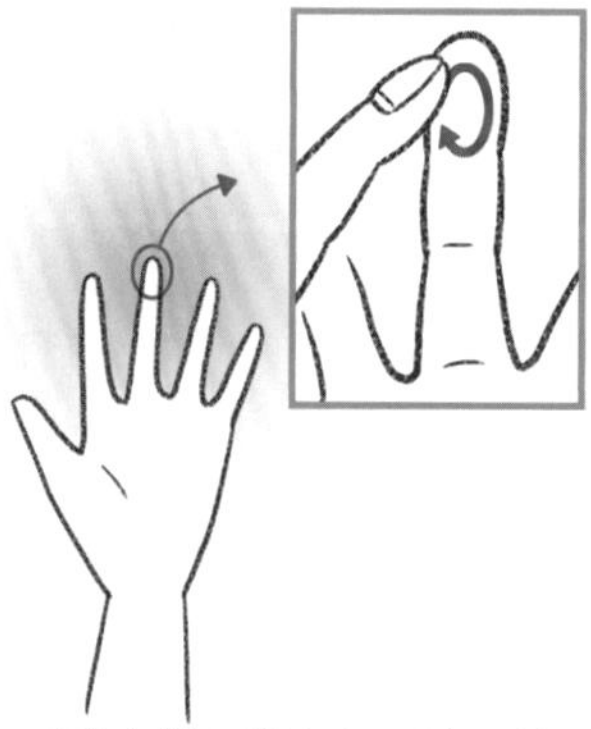

《3》中指の腹をタッピング

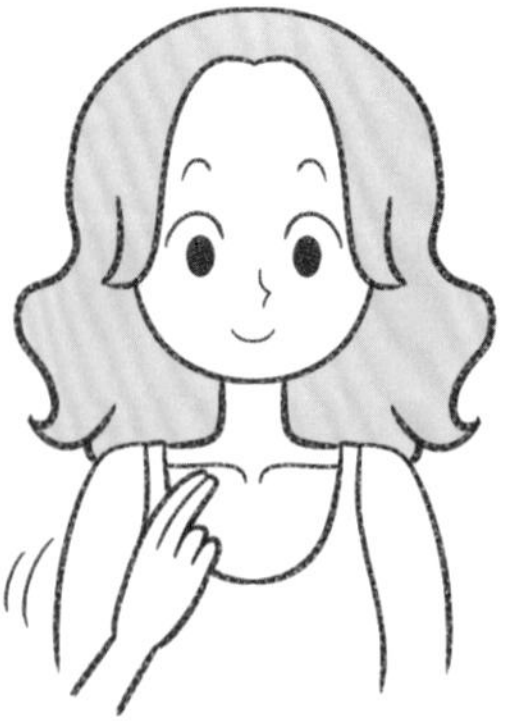

《5》鎖骨下ポイント

6 子どもの夜泣きを軽減するには

赤ちゃんが夜泣きをするには理由があります。お腹が減っているとか、おしめが濡れているという理由もありますが、それ以外にもいくつかあります。

その理由の1つとして、体の中のエネルギーが乱れて滞っていることが考えられます。エネルギーの滞りとは、感情のエネルギーが滞っているということです。それがぴたっと止まって流れなくなってしまうと、赤ちゃんは泣いてしまいます。

つまり、赤ちゃんが夜泣きをするということは、血行が悪くなって、エネルギーの流れが悪くなっているということです。

このような場合は、空手チョップポイントを叩くことでエネルギーが流れていき、夜泣きを軽減させることができます。

【エネルギーの流れをよくするタッピング方法】

空手チョップポイントをトントンする

赤ちゃんの空手チョップポイントは当然小さいので、指先でもんであげる、またはトントントントンと軽く叩いてあげるぐらいでも大丈夫です。

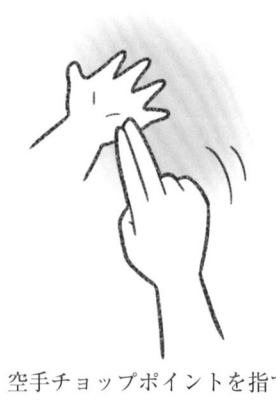

空手チョップポイントを指で

もう1つ、夜泣きの理由として、何かに対してストレスがある場合が考えられます。簡単に言えば「なんか嫌だ！」という怒りモードになる時が、赤ちゃんでもあるということです。これは、お母さんとお父さんの怒りが赤ちゃんに伝染した時です。

赤ちゃんが数メートル先にいて夫婦喧嘩をすると、2人のイライラ感が赤ちゃんに伝わってしまいます。何メートル離れていても伝わるそうです。そうすると、両親のイライラが伝染して、赤ちゃんも怒りモードになってしまいます。

例えば、何百キロも離れた所でお母さんがストレスを感じると赤ちゃんが泣くという、実験結果も報告されています。同じ家にいる時であればなおさらです。夫婦喧嘩をしたりイライラしたりするとそれが伝わってしまいます。赤ちゃんは「何で喧嘩してるの、やめて」と言葉に出せないので、泣くことで怒りを発散します。

その場合には、怒りをとるタッピングを行ってください。当然ながらお母さんご自身がまずやっていただくのが前提です。

【怒りを解消するタッピング方法】

《1》あなたが抱いている怒りに集中する

《2》自分の怒りの度数を点数化して紙に書く

「何も感じない爽快な状態」を0、「怒りで我を忘れそうな状態」が最大を10として、0から10の間で点数化した数字を紙に書きます。

《２》怒りの気持ちを点数化

《3》準備運動を行う

①「空手チョップポイント」を5秒から10秒程度タッピング。タッピングの速さは5秒間に15回程度で、心地よい強さで行います。

②「鎖骨下」を首の中心から外側に向かって、両手を使い、心地よい強さで5、6回なぞります。

《4》それぞれ5秒間タッピングする

3ヶ所を順次タッピングしていきます。使う手は左右どちらでもかまいません。タッピングポイントも左右どちらかで大丈夫です。

①小指の爪の付け根（薬指側）
②目尻
③鎖骨下

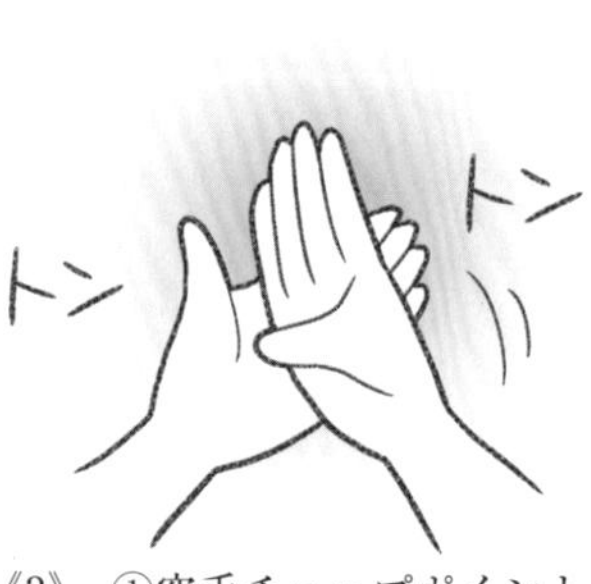

《3》－①空手チョップポイント

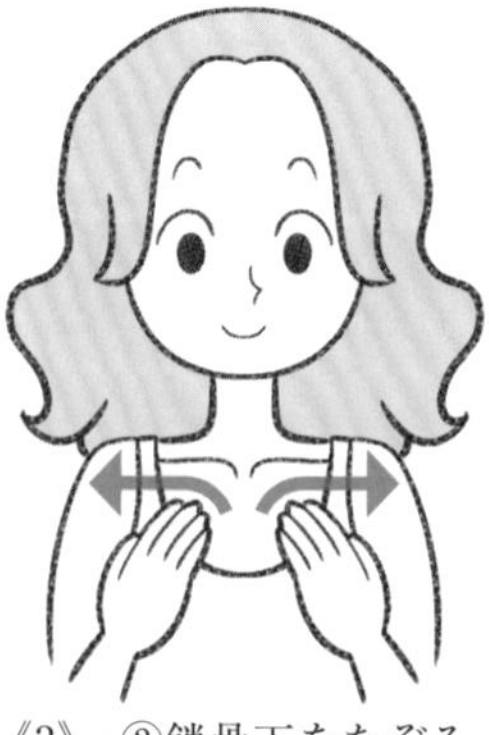
《3》－②鎖骨下をなぞる

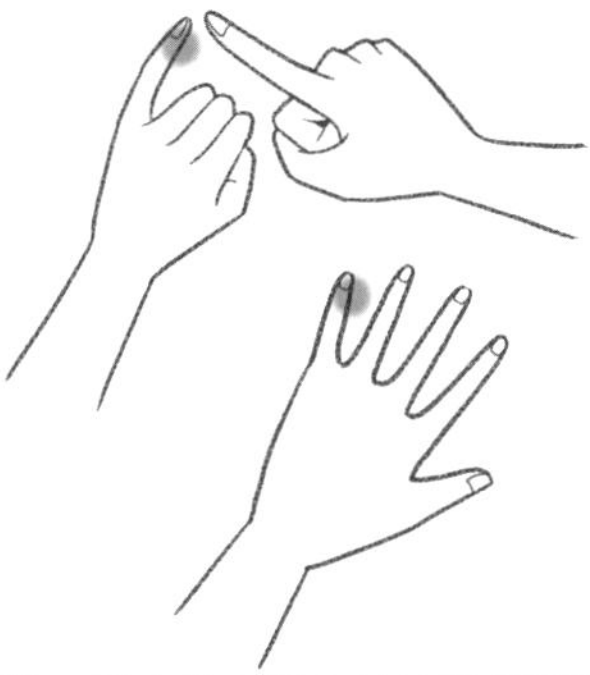
《4》－①小指の爪の付け根（薬指側）

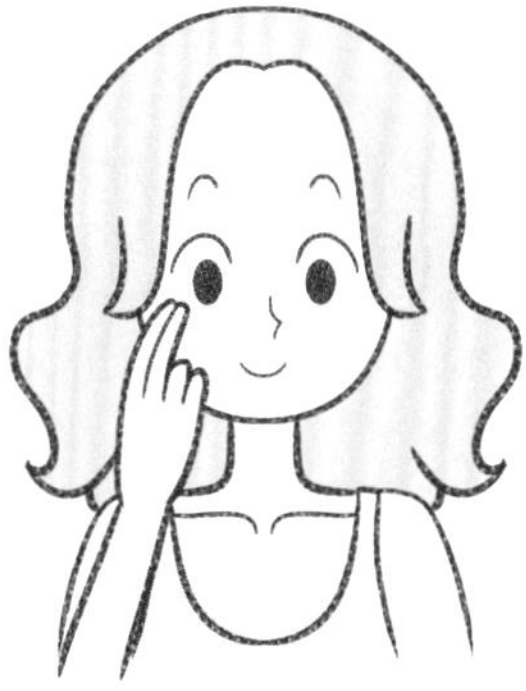
《4》－②目尻をタッピング

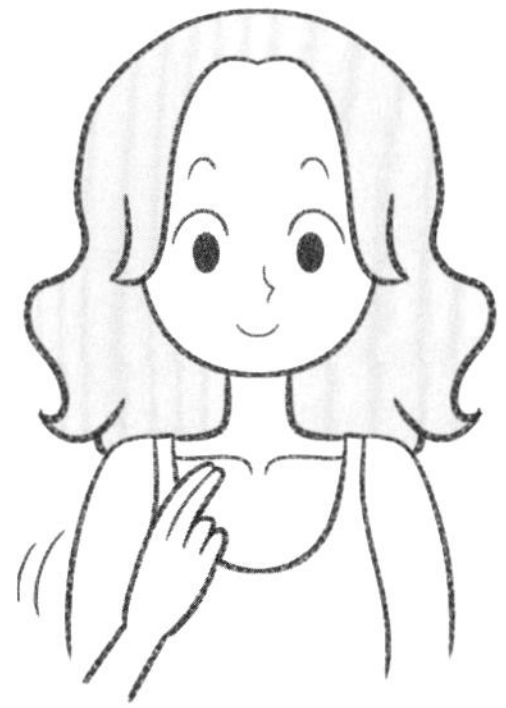
《4》－③鎖骨下をタッピング

《5》怒りが収まったかチェックする

0から10の間で点数化した数字を紙に書きます。

《5》効果を点数化

7 夫にすると『子育てを積極的に応援したくなる』

ご主人が子育てを応援してくれないというのを多く聞きます。なぜ子育てを応援してくれないのか、それはご主人に理由があるのだと思います。

1つは、ご主人に元気がないからでしょう。仕事で疲れて帰って来るので、子どもが泣いていても、奥さんに任せっ放しになってしまうのです。せめて寝るまでの間、疲れているのであれば元気回復ということで、**血流をよくする、エネルギーを高めるタッピング**を行ってみてください。

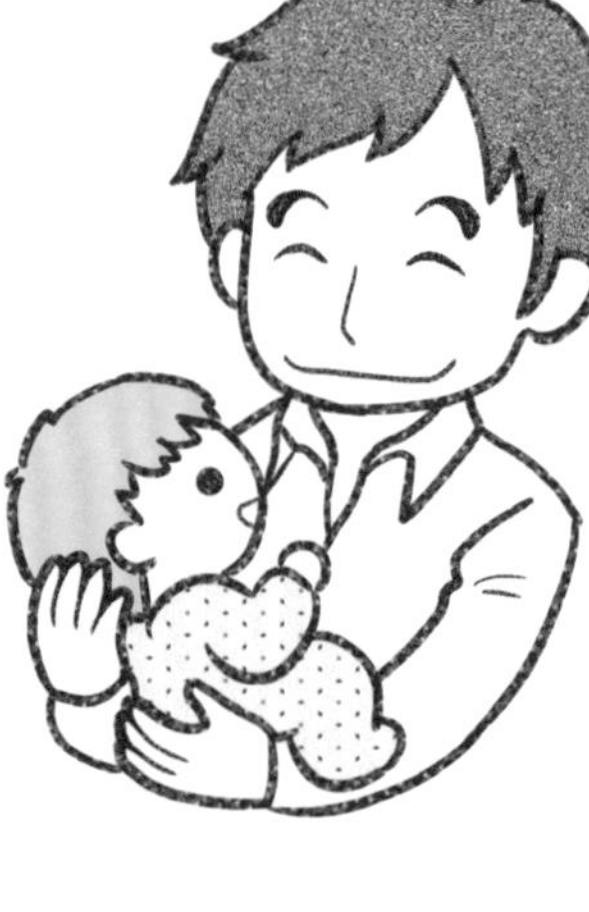

【エネルギーを高めるタッピング方法】

空手チョップポイントをトントンする

タッピングの速さは5秒間に15回程度で、心地よい強さで行います。1分から2分で身体全体がぽかぽかと温かくなって、血行がよくなっていくのを感じることができます。血行がよくなると体温とエネルギーも上がります。

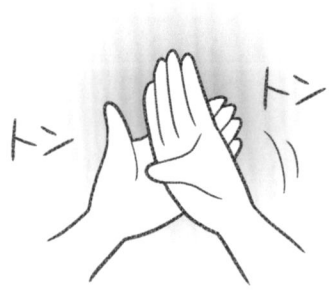

空手チョップポイント

もう1つは、気分が落ち込んでいるブルーの状態が原因になると思われます。その状態だと子育てに対するやる気も起きなくなります。そういう時は、ブルーな気分を解消するタッピングを使うとやる気が出てくるので、子育てに対しても積極的になってくれるでしょう。

【ブルーな気持ちを解消するタッピング方法】

《1》あなたが抱いているブルーな気持ちに集中する

《2》ブルーな気持ちの度数を点数化して紙に書く

「何も感じない爽快な状態」を0、「ブルーな気持ちで立ち直れない状態」が最大を10として、0から10の間で点数化した数字を紙に書きます。

《2》ブルーな気持ちを点数化

《3》準備運動をする

①「空手チョップポイント」を5秒から10秒程度タッピング。タッピングの速さは5秒間に15回程度で、心地よい強さで行います。

②「鎖骨下」を首の中心から外側に向かって、両手を使い、心地よい強さで5、6回なぞります。

《4》気持ちを吐き出す

「はぁ～」とブルーな気持ちを吐き出しながら、薬指と小指の間にある「手の甲のポイント」を30秒から1分間タッピングします。

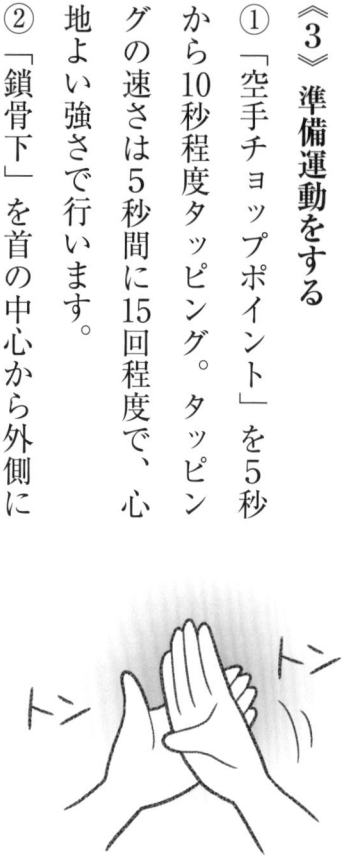

《3》－①空手チョップポイント

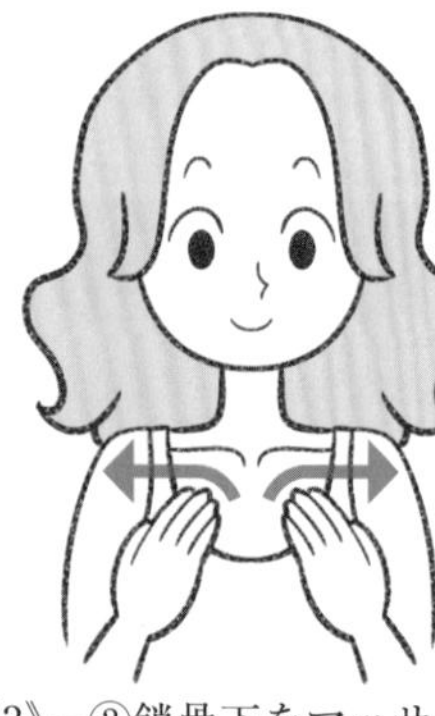
《3》－②鎖骨下をマッサージ

《5》「鎖骨下ポイント」を10回タッピング

《6》ブルーな気持ちがおさまったかをチェックする

0から10の間で点数化した数字を紙に書きます。

さらに、「仕事で疲れているのに、何で自分がやらなくちゃいけないんだ！」という怒りの感情がある場合です。そういう時は、「怒りを外すタッピング」を行うと、怒りが解消されます。

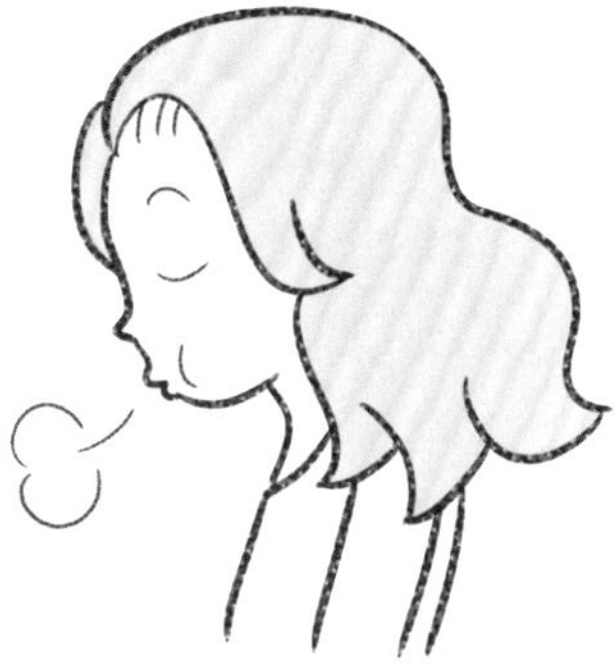
ブルーな気持ちを吐き出す

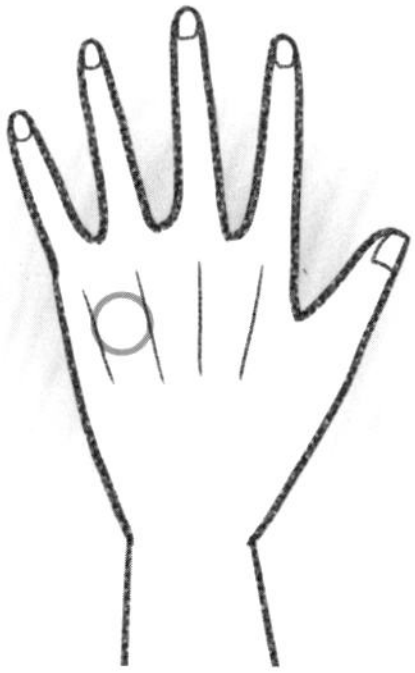
薬指と小指の間の手の甲のポイント

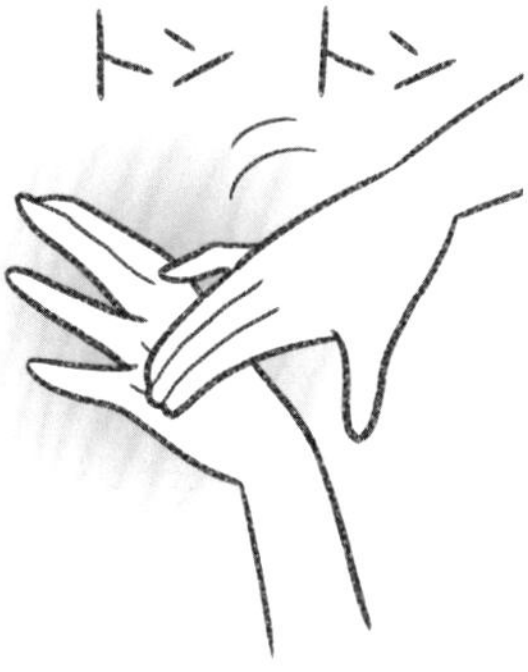

手の甲ポイントをタッピング

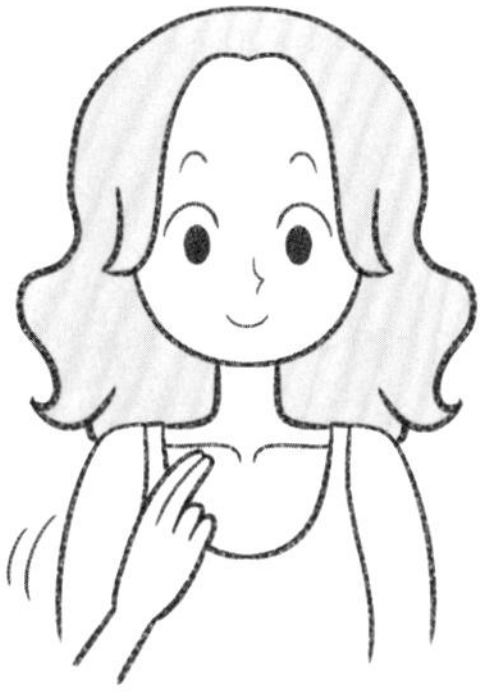
《5》鎖骨下をタッピング

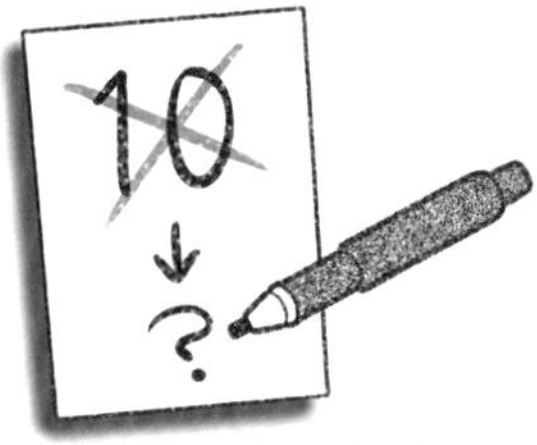

《6》効果を点数化

【怒りを解消するタッピング方法】

《1》あなたが抱いている怒りに集中する

《2》自分の怒りの度数を点数化して紙に書く

「何も感じない爽快な状態」を0、「怒りで我を忘れそうな状態」が最大を10として、0から10の間で点数化した数字を紙に書きます。

《3》準備運動を行う

①「空手チョップポイント」を5秒から10秒程度タッピング。タッピングの速さは5秒間に15回程度で、心地よい強さで行います。

②「鎖骨下」を首の中心から外側に向かって、両手を使い、心地よい強

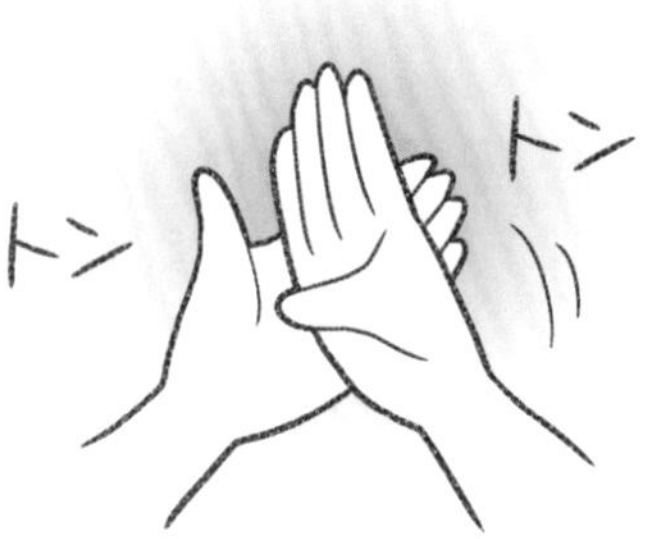

《3》－①空手チョップポイント

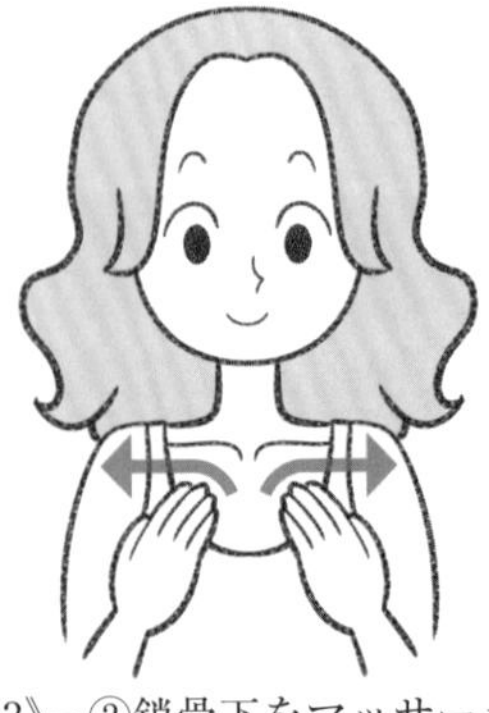

《3》－②鎖骨下をマッサージ

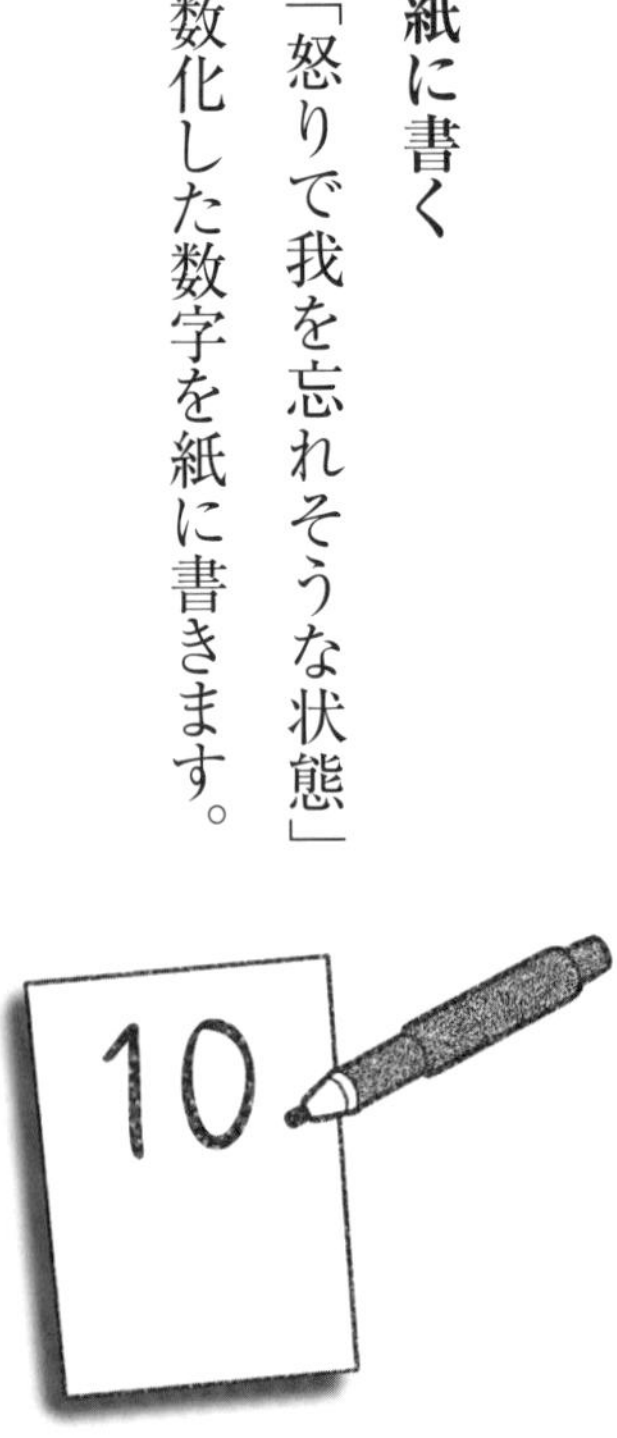

《２》怒りの気持ちを点数化

さで5、6回なぞります。

《4》それぞれ5秒間ずつタッピングする

①小指の爪の付け根（薬指側）
②目尻
③鎖骨下

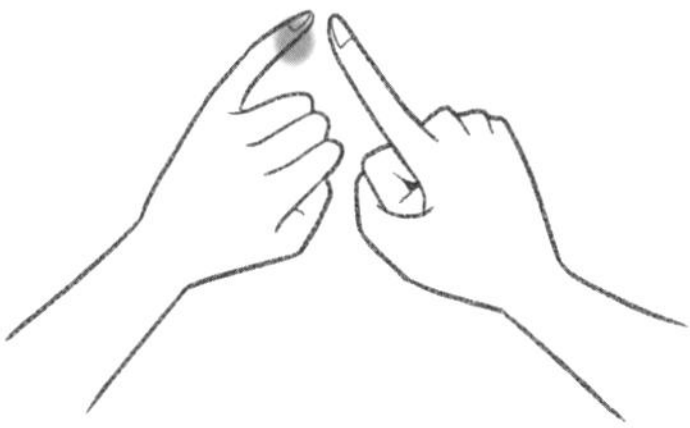
《4》−①小指の爪の付け根（薬指側）

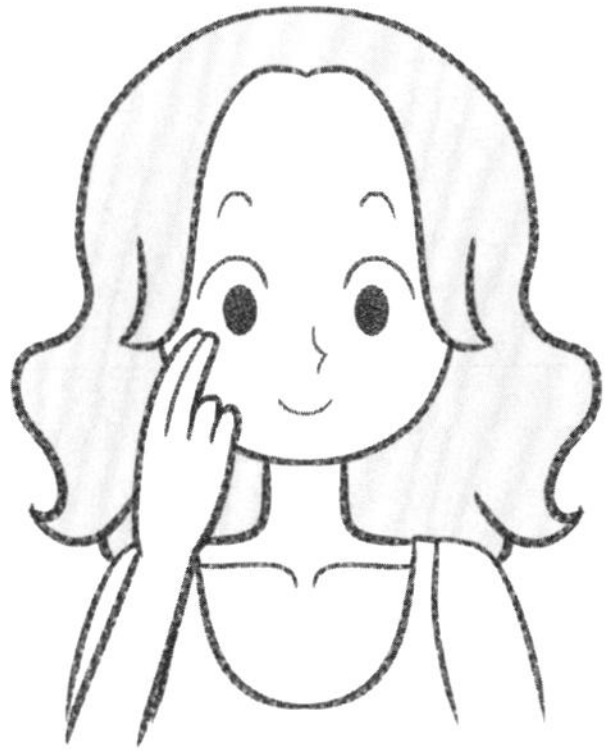
《4》−②目尻をタッピング

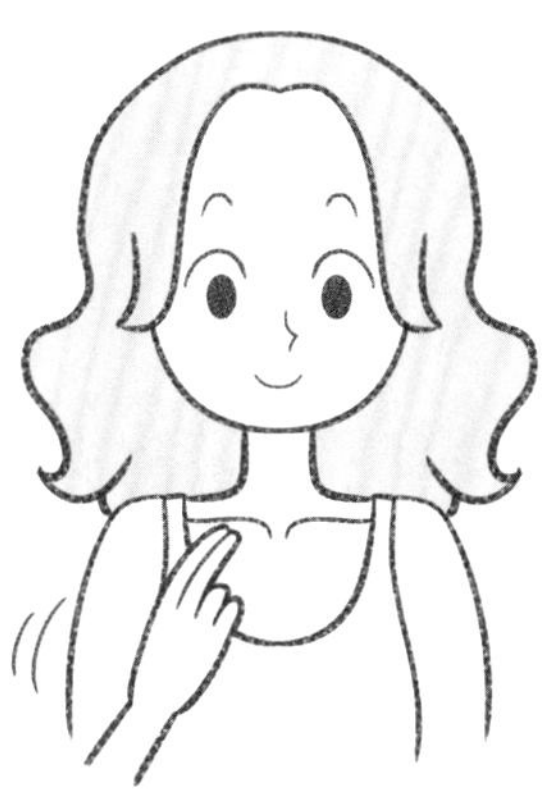
《4》−③鎖骨下をタッピング

《5》怒りの気分が収まったかチェックする

0から10の間で点数化した数字を紙に書きます。

以上、「エネルギーを高めるタッピング」「ブルーな気持ちを解消するタッピング」「怒りを解消するタッピング」の3つを併用すればマイナスの感情を外せるので、ご主人も子育てを積極的に応援してくれるようになるでしょう。

8 収入がアップするために!

収入をアップしたいと思っていても、現実は厳しいもの。しかし、そこには収入がアップしない理由があります。その原因をミラクルタッピングで外していくことで、収入アップの夢が叶います。

収入をアップしたいと思っても、エネルギーが低いとお金も気持ちも滞ってしまいます。水は高い所から低い所に流れていきますから、川でいうとだんだん下流に行くにつれて汚れていきます。上流の方がきれいな水がいっぱい流れています。

上流にいくためには、エネルギーを高めれば、エネルギーの高い人と縁ができて繋がります。

収入をアップするためにはエネルギーを上げることが大切なので、エネルギーを高めるタッピングを行いましょう。

【エネルギーを高めるタッピング方法】

空手チョップポイントをトントンする

タッピングの速さは５秒間に15回程度で、心地よい強さで行います。１分から２分で身体全体がぽかぽかと温かくなって、血行がよくなっていくのを感じることが出来ます。血行がよくなると体温とエネルギーも上がります。

エネルギーを上げるタッピングをしても、過去に、お金に関

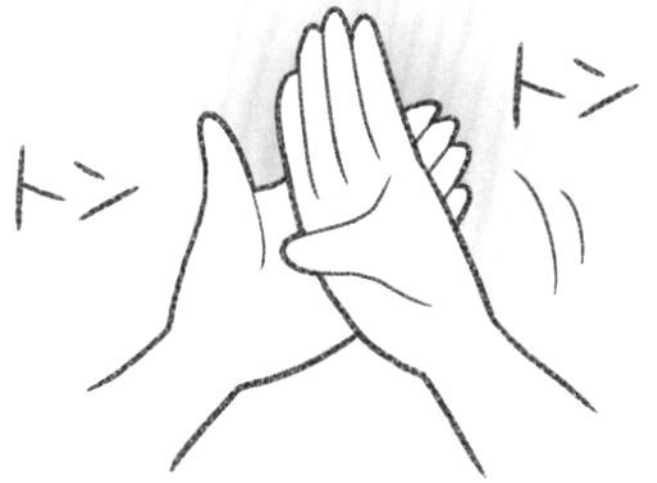

空手チョップポイントをトントン

わる腹立たしい出来事があったら、それがブレーキになってしまいます。「お金でだまされた」、「持ち逃げされた」、「保証人を請け負ったのに嘘をつかれた」、「仕事を頑張ったら給料が増えると上司に言われたけど嘘だった」など、よくない感情が心の中に残っていたら、次に頑張ろうと思った時に潜在意識にそれが入っていると、「どうせまただまされるんじゃないか」というブレーキかかってしまうことがあります。

そうすると仕事が上手くいかず、収入にも繋がりません。**かつてのお金に関わる、イライラする出来事をタッピングで外すとそれが解消されるので、前向きな気持ちに変わります。**

お金に関わるイライラ以外にも、お金に関わる将来の不安があると収入は増えません。例えば独立して喫茶店を開いたとします。しかし、「お客さんが来なかったらどうしよう」とオーナーがずっと不安を抱いたままでいると、経営は上手くいきません。

引き寄せは感情に比例するので、自分が楽しい時には楽しい人と繋がるし、いつもムカムカしていると、ムカムカする出来事が増幅します。それなので、タッピングでムカムカする感情を外して自分の感情がクリアになると、お金もクリアに流れていきます。お金、収入も感情に比例して引き寄せが起こるので、タッピングで怒りや不安を外しましょう。

【怒りを解消するタッピング方法】

《1》あなたが抱いている怒りに集中する

《2》自分の怒りの度数を点数化して紙に書く

「何も感じない爽快な状態」を0、「怒りで我を忘れそうな状態」が最大を10として、0から10の間で点数化した数字を紙に書きます。

《3》準備運動を行う

①「空手チョップポイント」を5秒から10秒程度タッピング。

タッピングの速さは5秒間に15回程度で、心地よい強さで行います。

《2》怒りの気持ちを点数化

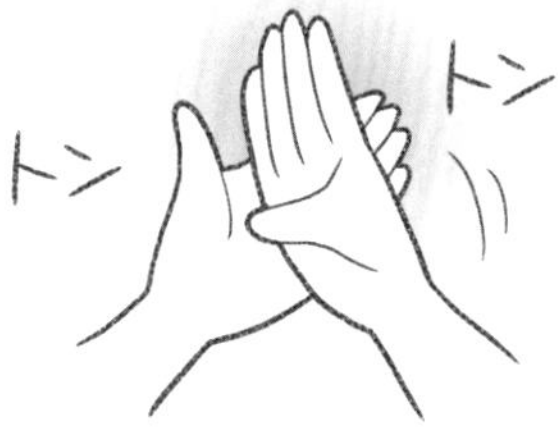

《3》－①空手チョップポイント

②「鎖骨下」を首の中心から外側に向かって、両手を使い、心地よい強さで5、6回なぞります。

《4》それぞれ5秒間ずつタッピングする

①小指の爪の付け根（薬指側）
②目尻
③鎖骨下

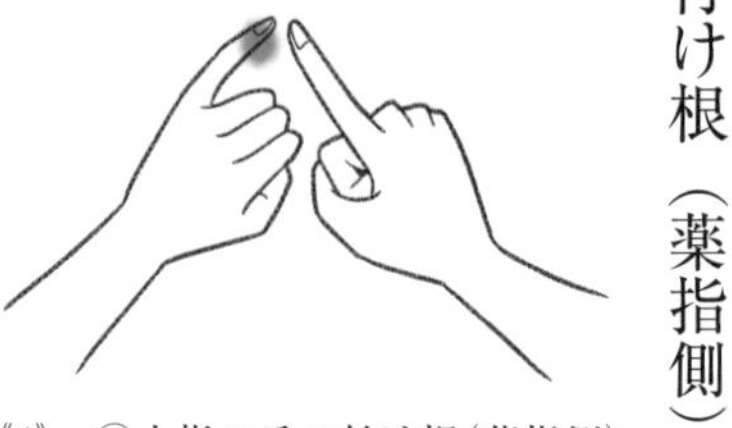
《4》－①小指の爪の付け根(薬指側)

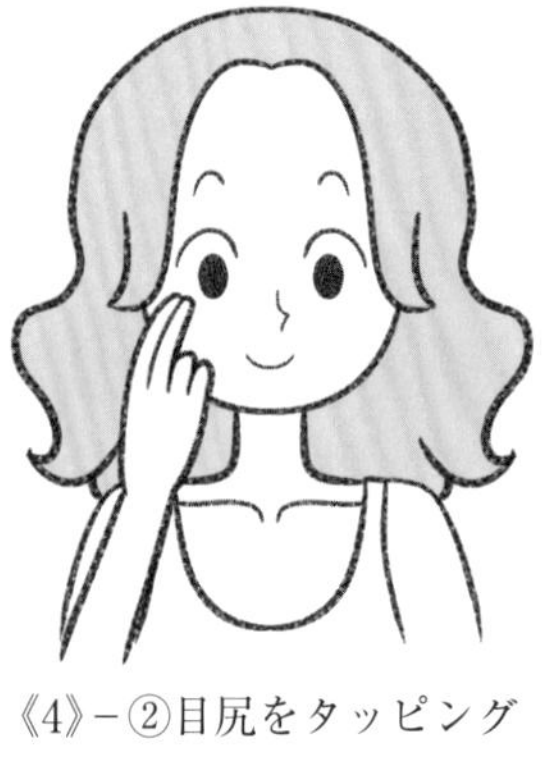
《4》－②目尻をタッピング

《5》怒りの気分が収まったかチェックする

0から10の間で点数化した数字を紙に書きます。

《5》効果を点数化

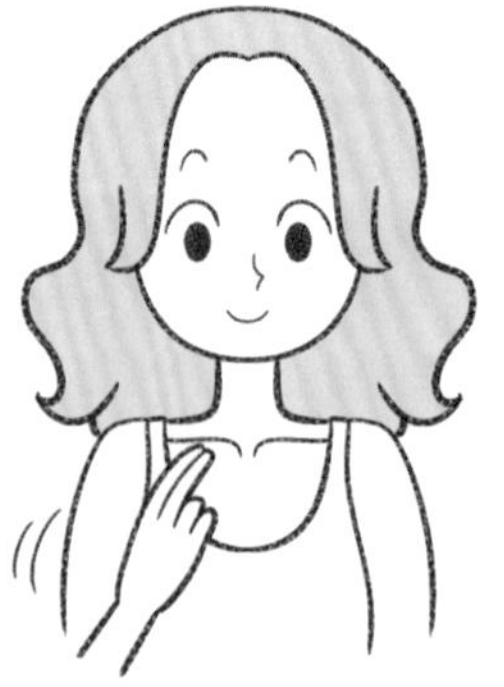
《4》－③鎖骨下をタッピング

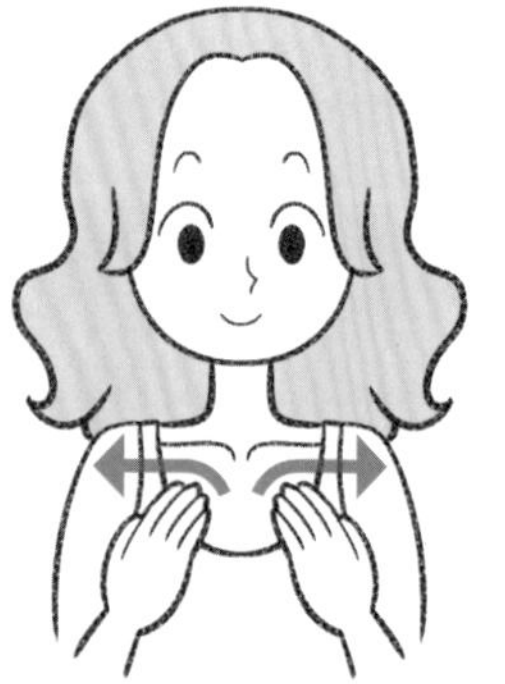
《3》－②鎖骨下をマッサージ

【お金の不安を外すタッピング方法】

《1》あなたが抱いている不安に集中する

《2》自分の不安の度数を点数化して紙に書く

「何も感じない爽快な状態」を0、「不安が最大の状態」を10として、0から10の間で点数化した数字を紙に書きます。

《3》準備運動を行う

①「空手チョップポイント」を5秒から10秒程度タッピング。タッピングの速さは5秒間に15回程度で、心地よい強さで行います。

②「鎖骨下」を首の中心から外側に向かって、両手を使い、心地よい強さで5、6回なぞります。

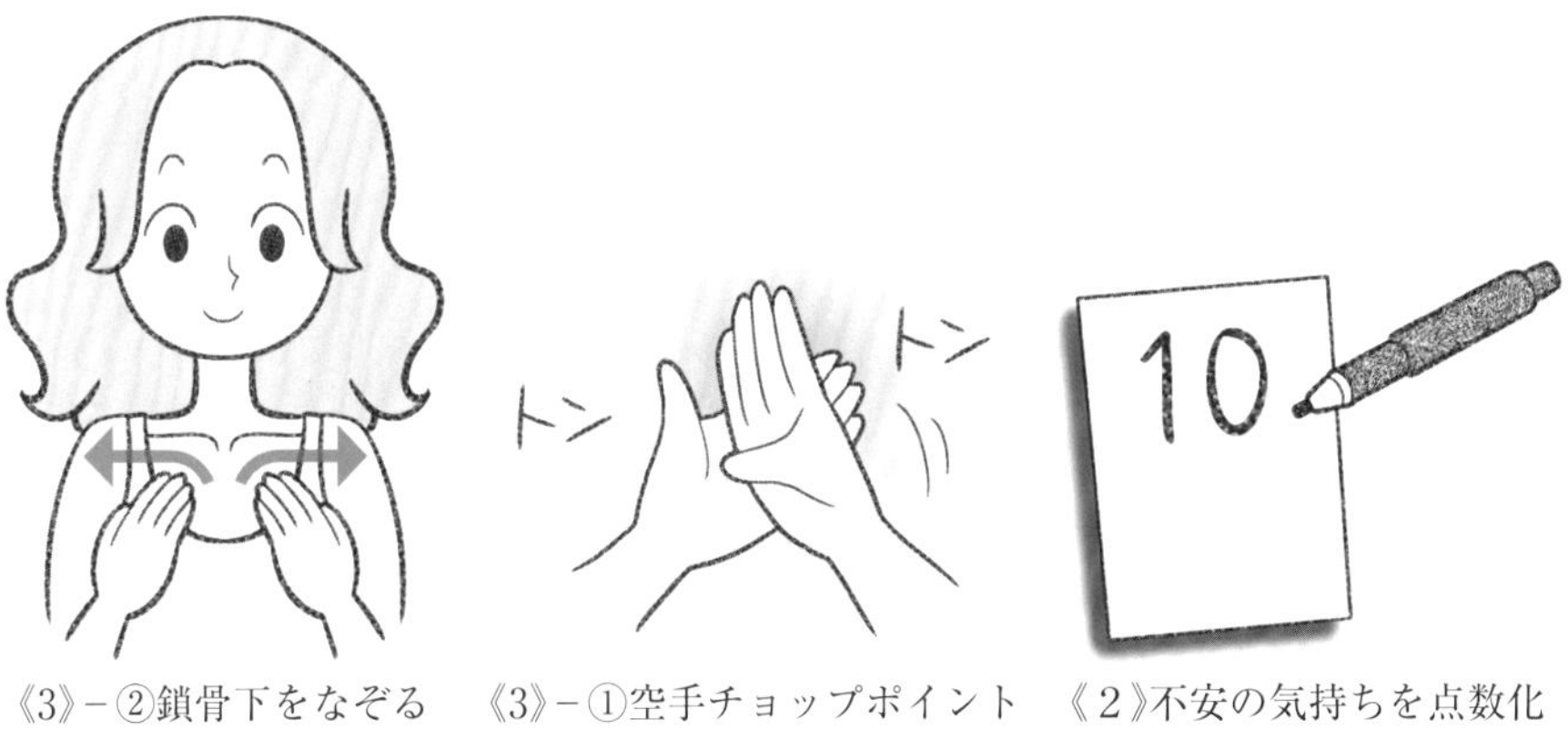

《3》－②鎖骨下をなぞる　《3》－①空手チョップポイント　《２》不安の気持ちを点数化

《4》それぞれ5秒間ずつタッピングする

①目の下
②わきの下
③鎖骨下

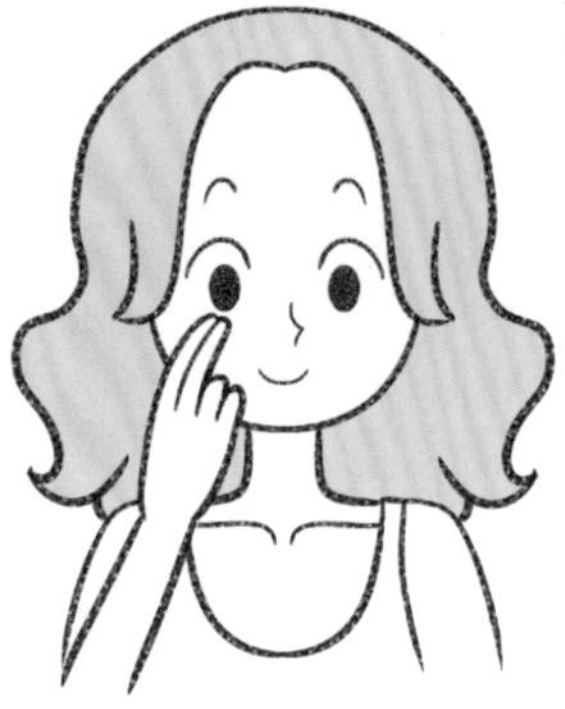

《2》－①目の下をタッピング

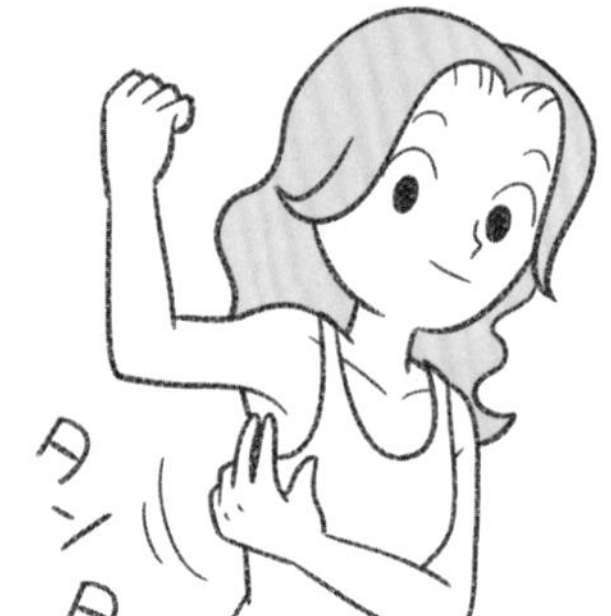

《4》－②わきの下をタッピング

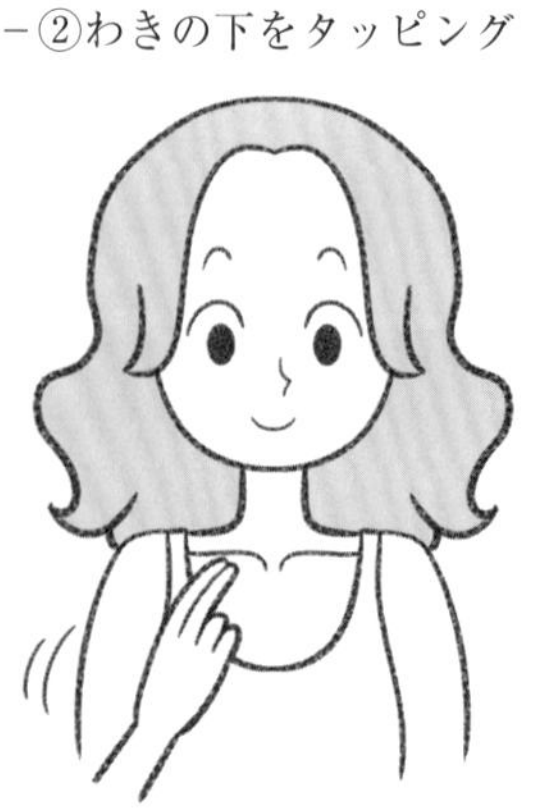

《4》－③鎖骨下をタッピング

《5》不安の気分が収まったかをチェックする

0から10の間で大まかに点数化した数字を紙に書き出します。

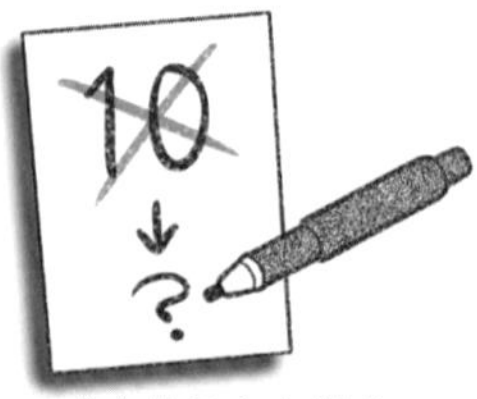

《5》効果を点数化

第⑦章

いつまでも若く美しいお母さんでいるために

1 子育て、人間関係、お金など、イライラを軽減する

いつまでも美しくいるためには、ストレスやイライラがなく、心がリラックスしていることが一番です。それでも子育てや、家庭内や身内、ママ友などでの人間関係、家計や収入などのお金の問題が積もると、イライラしてしまうことがあるでしょう。そんな時には、イライラを抑えるタッピングを行って、ストレスを解消しましょう。

【イライラを抑えるタッピング方法】

《1》あなたが抱いているイライラに集中する

《2》自分のイライラの度数を点数化して紙に書く

「何も感じない爽快な状態」を0、「怒りで我を忘れそうな状態」が最大を10として、0から10の間で点数化した数字を紙に書きます。

《2》イライラの気持ちを点数化

《3》準備運動を行う

①「空手チョップポイント」を5秒から10秒程度タッピング。タッピングの速さは5秒間に15回程度で、心地よい強さで行います。

②「鎖骨下」を首の中心から外側に向かって、両手を使い、心地よい強さで5、6回なぞります。

《4》それぞれ5秒間ずつタッピングする

①小指の爪の付け根（薬指側）
②目尻
③鎖骨下

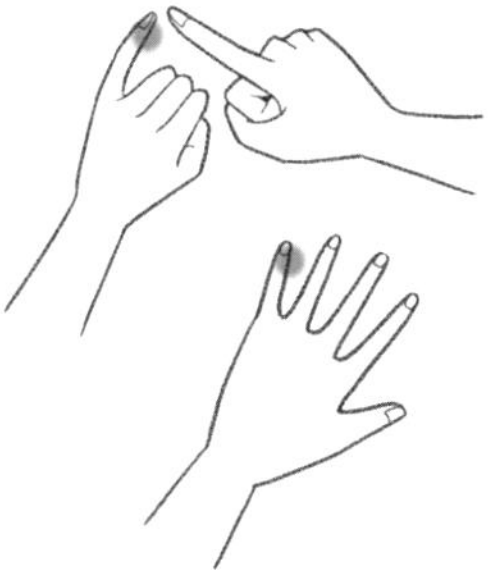
《4》－①小指の爪の付け根（薬指側）

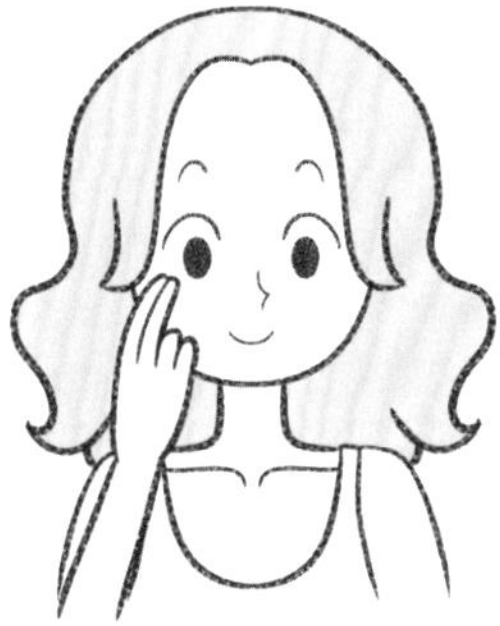
《4》－②目尻をタッピング

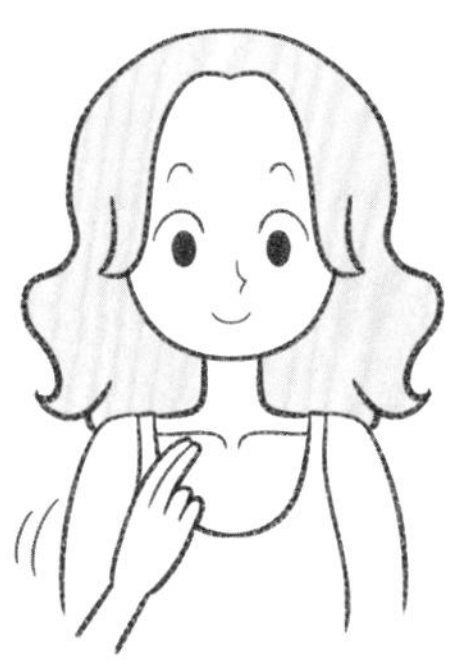
《4》－③鎖骨下をタッピング

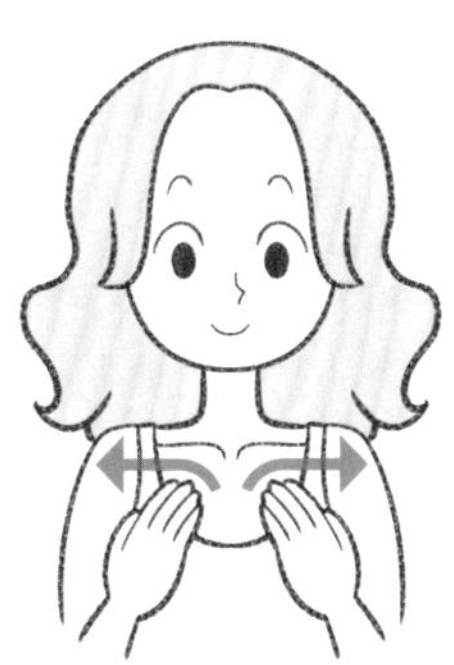
《3》－②鎖骨下をマッサージ

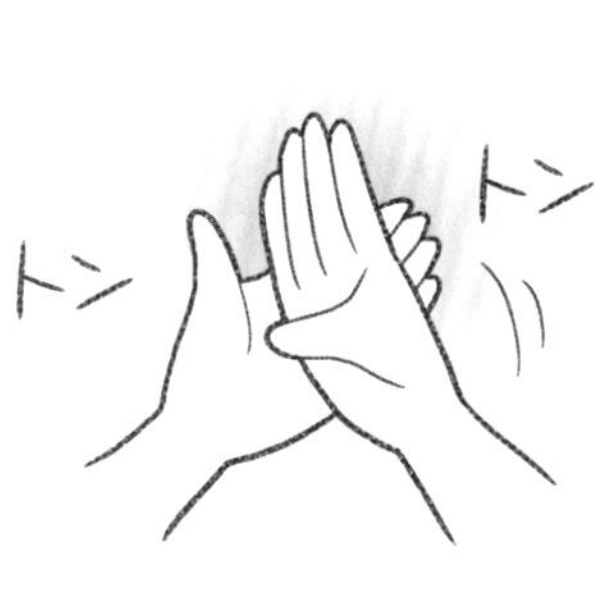

《3》－①空手チョップポイント

《5》イライラの気分が収まったかチェックする

0から10の間で点数化した数字を紙に書きます。

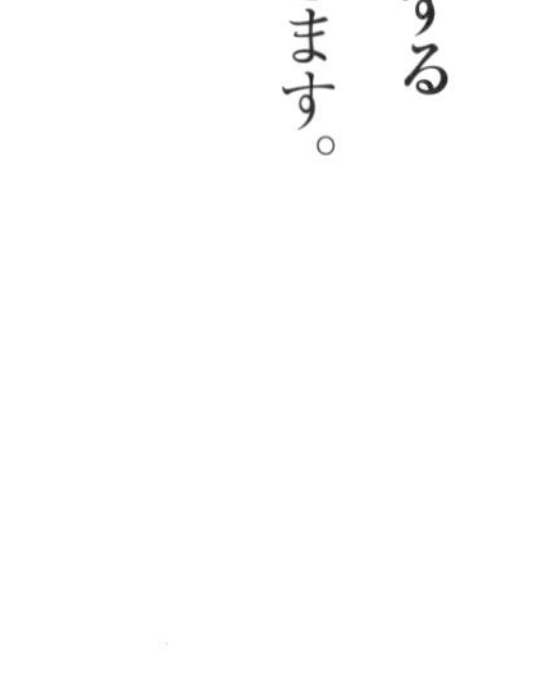

《5》効果を点数化

2 子育てストレスを軽減する

子育てのストレスがある時には、ブルーな気持ちになって溜息をつきたくなってしまいます。鬱《うつ》とまでいかなくても、気分が滅入ってしまうプチブルーな状態の時は、プチブルーを解消するタッピングが効果的です。

【タッピング方法】

《1》あなたが抱いているブルーな気持ちに集中する

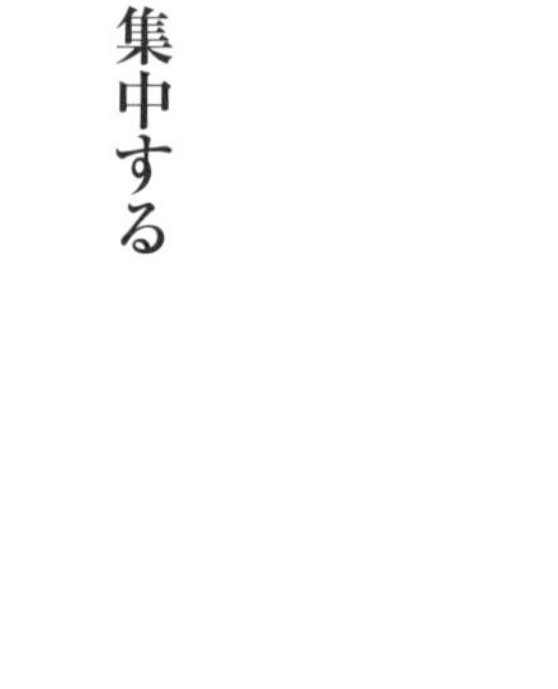

《2》ブルーな気持ちを点数化

《2》ブルーな気持ちの度数を点数化して紙に書く

「何も感じない爽快な状態」を0、「ストレスでイライラする、ブルーな気持ちで立ち直れない状態」が最大を10として、0から10の間で点数化した数字を紙に書きます。

《3》準備運動をする

①「空手チョップポイント」を5秒から10秒程度タッピンタッピングの速さは5秒間に15回程度で、心地よい強さで行います。

②「鎖骨下」を首の中心から外側に向かって、両手を使い、心地よい強さで5、6回なぞります。

《4》ブルーな気持ちを吐き出す

「はぁ～」とストレス、ブルーな気持ちを吐き出しながら、薬指と小指の間にある「手の甲のポイント」を30秒から1分間タッピングします。

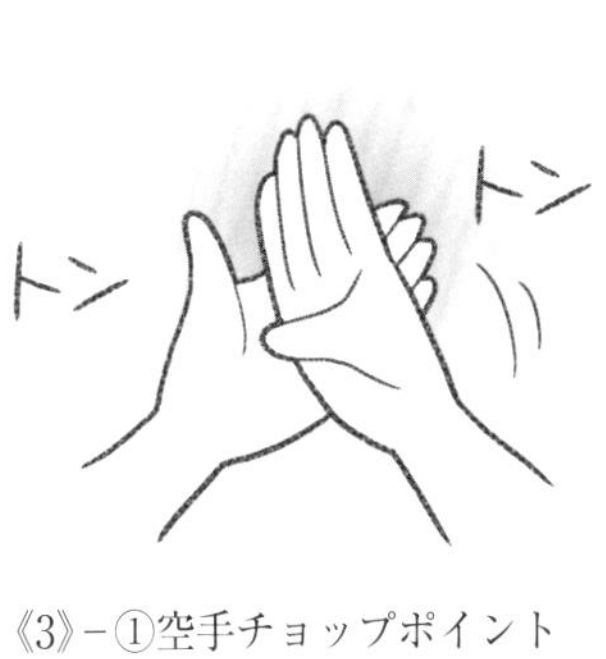

《3》－①空手チョップポイント

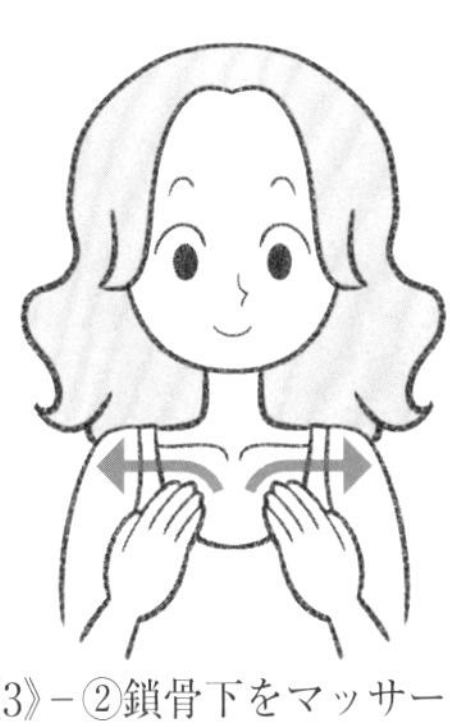
《3》－②鎖骨下をマッサージ

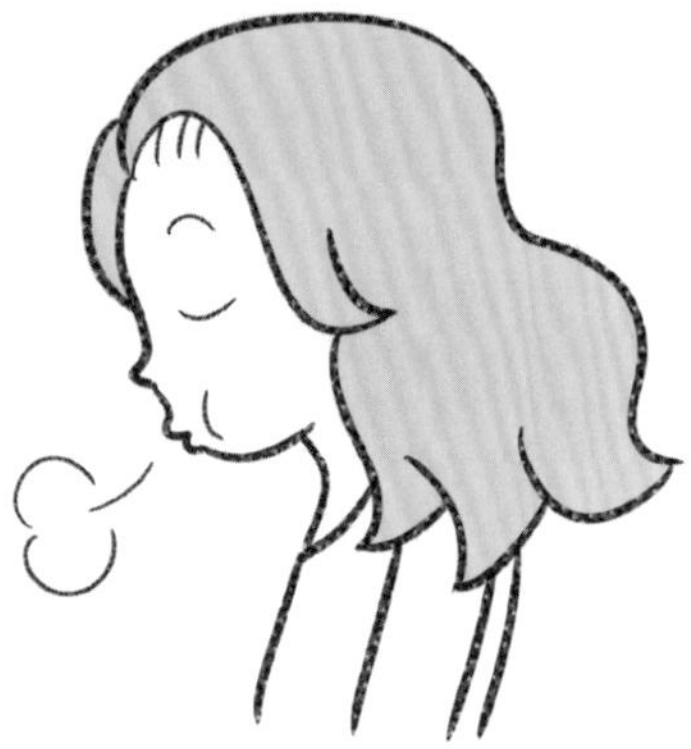

ブルーな気持ちを吐き出す

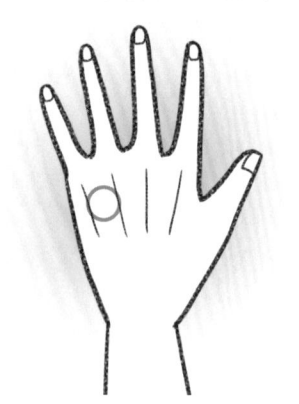

薬指と小指の間の手の甲のポイント

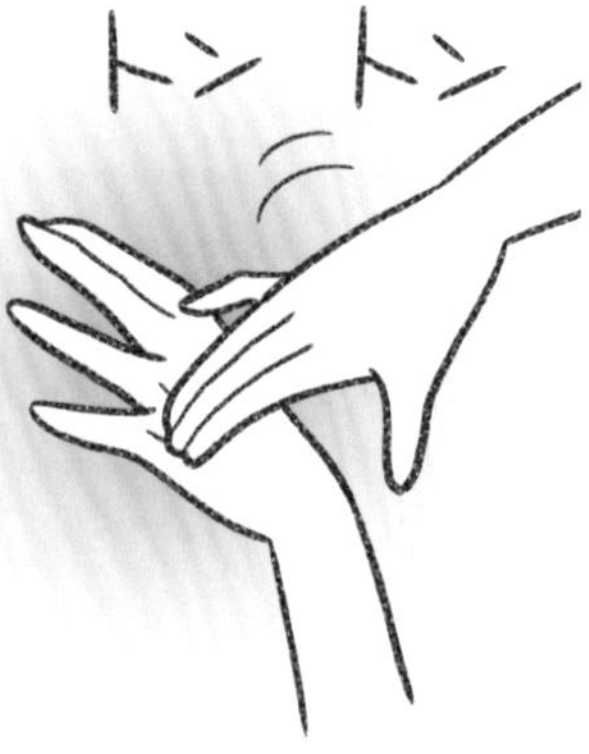

手の甲ポイントをタッピング

《5》「鎖骨下ポイント」を10回タッピング

《6》ストレス、ブルーな気持ちがおさまったかをチェックする

　0から10の間で点数化した数字を紙に書きます。

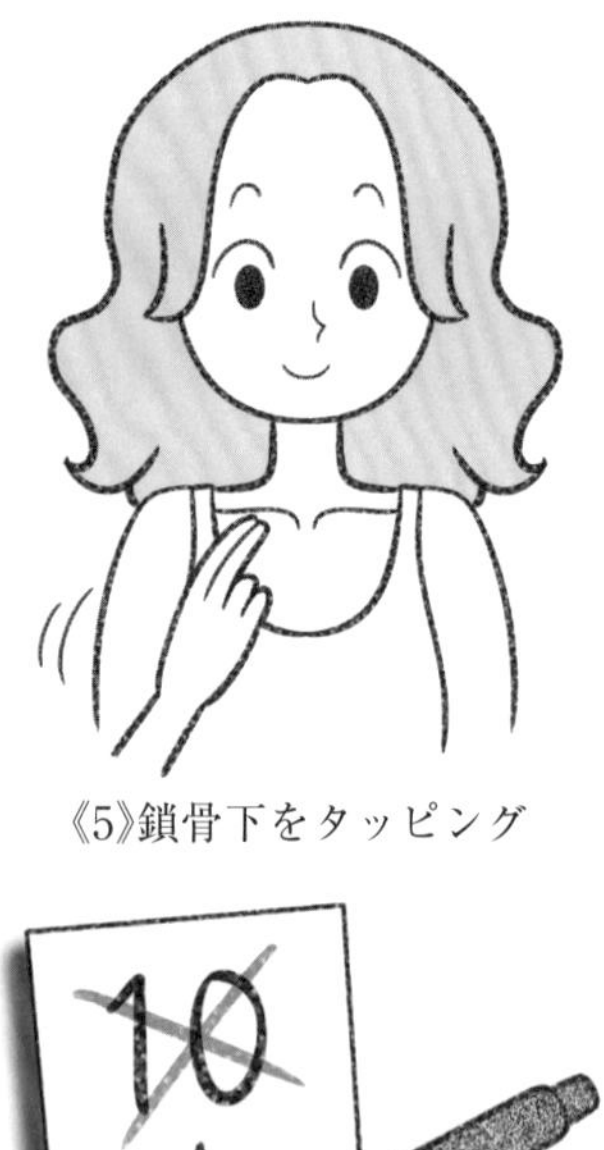

《5》鎖骨下をタッピング

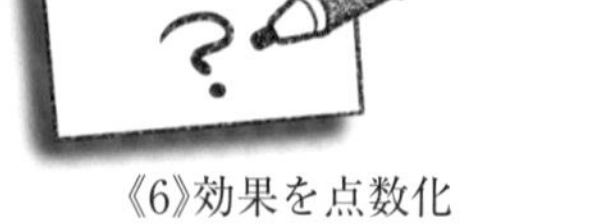

《6》効果を点数化

3 美肌になるために

子育てや仕事、人間関係などで毎日疲れてしまうと、イライラやストレスでお肌の調子が悪くなってしまうことがあるでしょう。

誰でも「いつまでもきれいなお母さん、女性でいたい！」と思うでしょう。

だからといって、エステに通う時間もお金ももったいないし、高い化粧品を買うのも家計に影響が出てしまう。どうしたらいいのかと、イライラやストレスが溜まって、お肌の調子が悪くなってしまいます。

ですが、このミラクルタッピングを使えば、お金も時間もかかることなく、美肌になることができます。

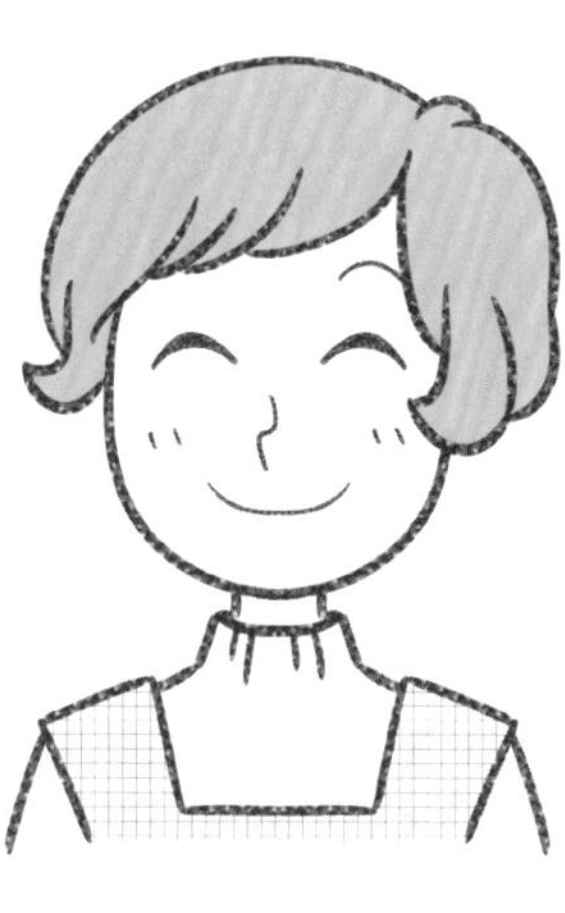

お肌の調子が悪い原因には、血流が滞っているということがあります。疲れが溜まって血の巡りが悪くなると、うっ血してしまい、それが顔や皮膚に現れるので、お肌の調子が悪いように見えるのです。

美肌への近道は、血行をよくすることが一番です。体温を上げて基礎代謝を上げると血行がよくなるので、お肌の調子が良好になります。

また、基礎代謝が高まることで脂肪が燃焼してダイエットが成功しやすい身体になります。血流を整えるミラクルタッピングを実践してみてください。

【血流を整えるタッピング方法】

空手チョップポイントをトントンする

タッピングの速さは5秒間に15回程度で、心地よい強さ

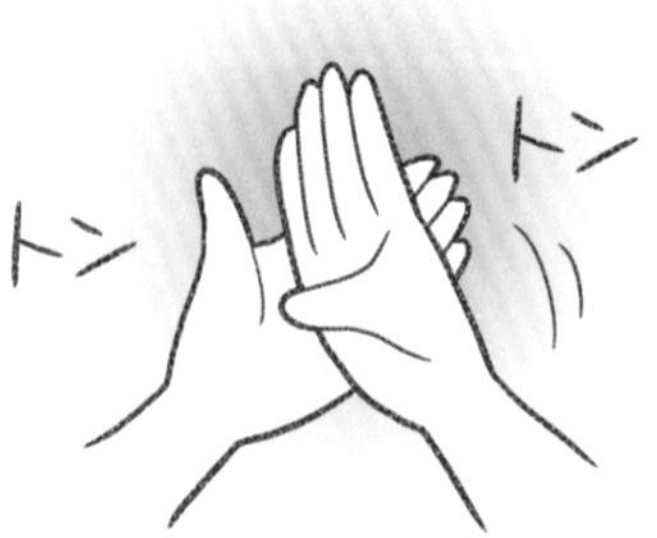

空手チョップポイントをトントン

で行います。

1分から2分で身体全体がぽかぽかと温かくなって、血行がよくなっていくのを感じることができます。1日に何回行っても構いませんので、お肌の調子が悪いなと思った時や、ダイエットしたいと思った時などに行ってください。

4 ダイエット成功のために

きれいなお母さんでいるためには、スタイルにも気を遣うと思います。

でも、「ダイエットしようとしても上手くいかない」、「リバウンドしてしまいそう」、「ダイエットはやっぱりきつい」とダイエットに対して、不安を持っている方が多いのではないでしょうか?

そんな時は、ダイエットに対する不安をミラクルタッピングで外しましょう。

かつてダイエットをして嫌だったこと、イライラしたこと、もしくはこれをやっても上手くいかないんじゃないかという不安を持ち続けたままだと、結局、その不安の方が現実化してしまいます。

そのため、ダイエットできないんじゃないかという不安を取った上で、食欲を抑えるタッピングダイエットを使うと相乗効果が増します。

【ダイエット中の不安を外すタッピング方法】

《1》あなたが抱いている不安に集中する

「ダイエット本当にできるかな?」など、感じている恐怖や緊張の内容は明確にイメージしましょう。イメージするのが辛い場合は、そのままの状態で始めましょう。

《2》不安の度数を紙に書く

「何も感じない爽快な状態」を0、「不安がある状態」が最大を

《2》不安の気持ちを点数化

10として、０から10の間で点数化した数字を紙に書きます。

《3》準備運動を行う

①「空手チョップポイント」を５秒から10秒程度タッピング。

タッピングの速さは５秒間に15回程度で、心地よい強さで行います。

②「鎖骨下」を首の中心から外側に向かって、両手を使い、心地よい強さで５、６回なぞります。

《4》それぞれ5秒間ずつタッピングする

３ヶ所を順次タッピングしていきます。使う手は左右どちらでもかまいません。タッピングポイントも左右どちらかで大丈夫です。

①目の下

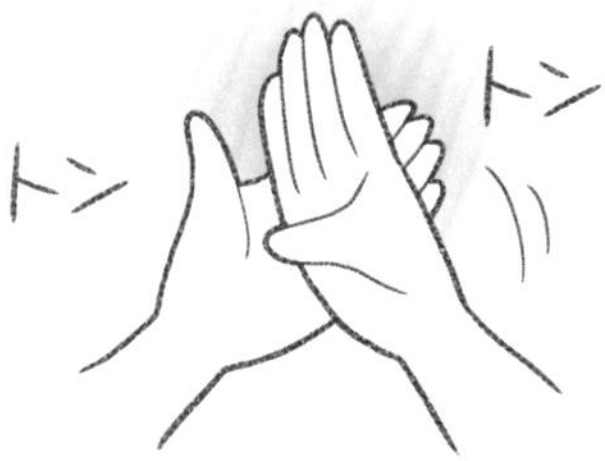

《3》－①空手チョップポイント

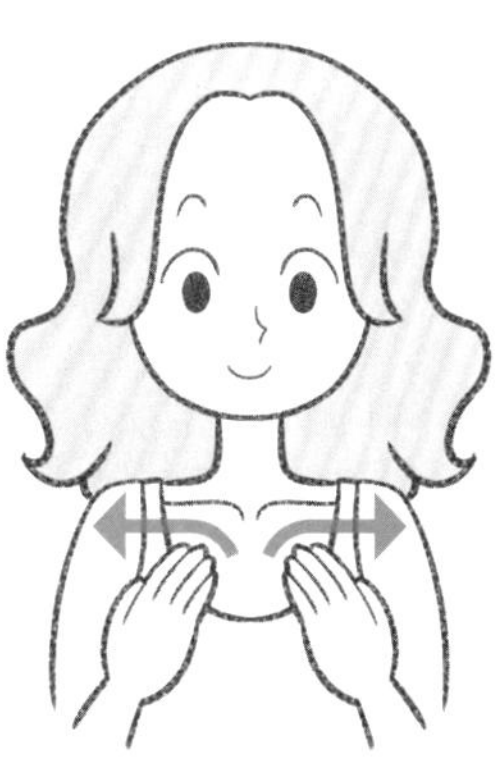
《3》－②鎖骨下をなぞる

②わきの下
③鎖骨下

《5》不安の度数が下がったかチェックする

0から10の間で点数化した数字を紙に書きます。

さらにダイエット中の不安の度数を下げたい方は、次の方法を加えることをおすすめします。

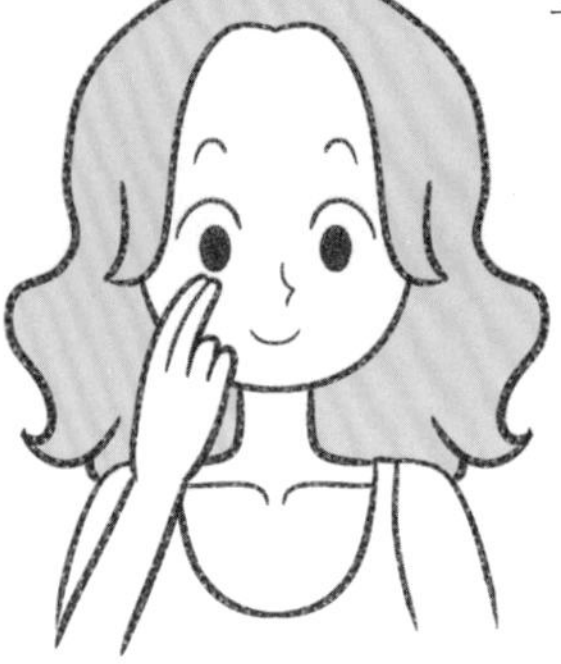
《4》－①目の下をタッピング

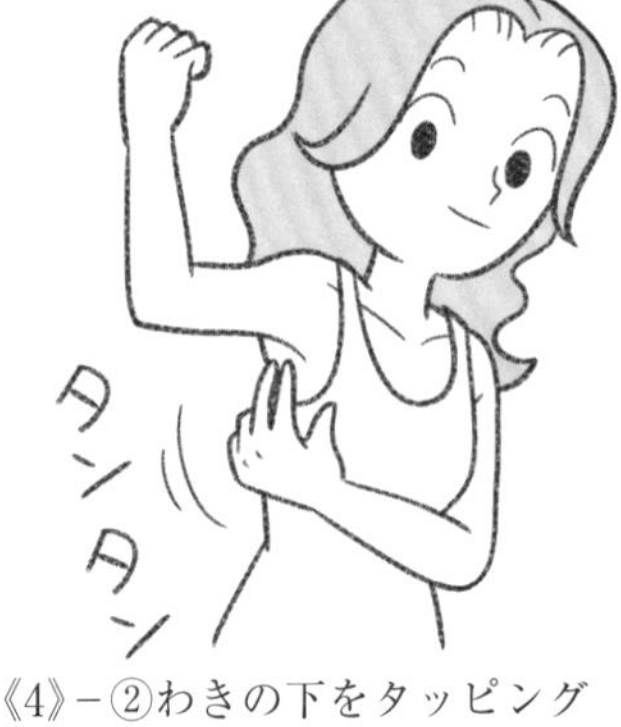

《4》－②わきの下をタッピング

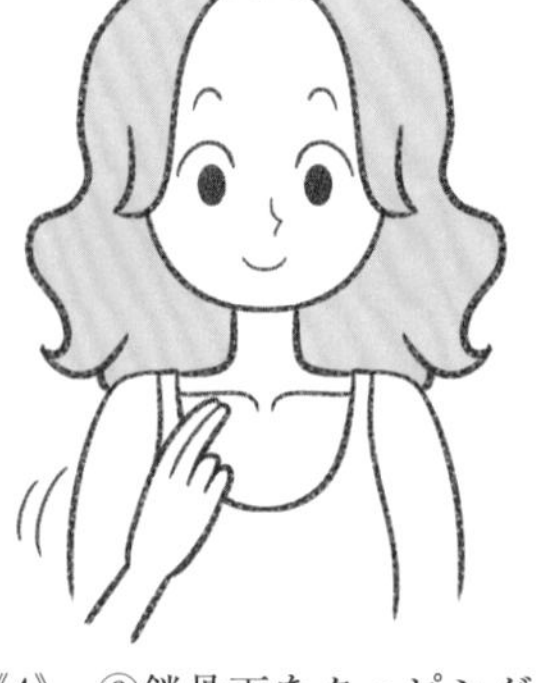
《4》－③鎖骨下をタッピング

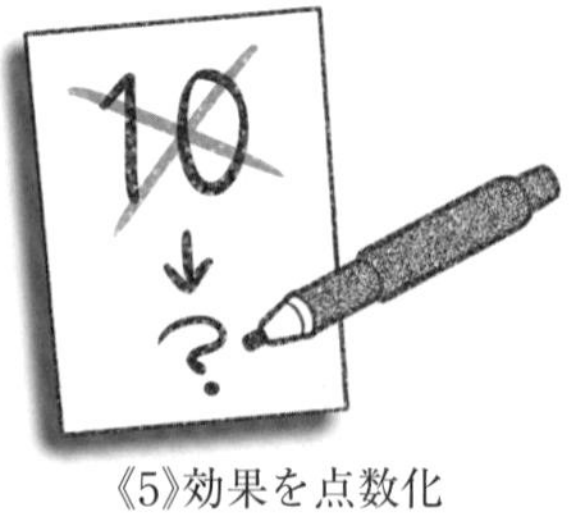

《5》効果を点数化

【さらにダイエット中の不安を外すタッピング方法】

《1》姿勢を整える

《2》小指の爪の付け根（薬指側）をタッピングしながら①～⑩までの動作を行う

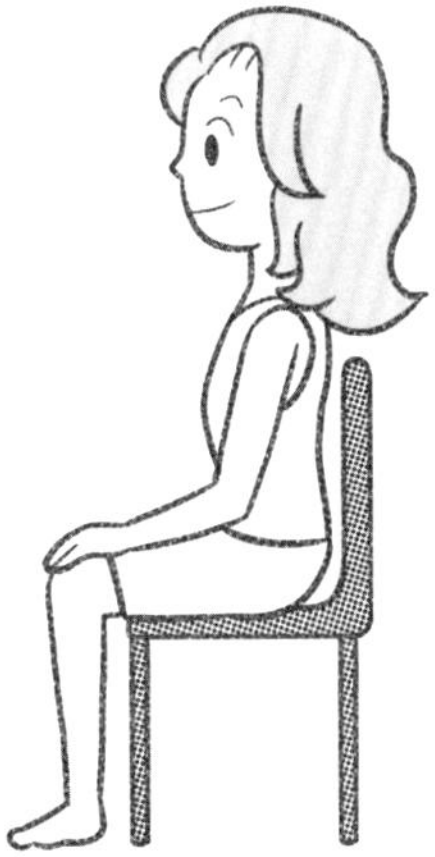

《1》座って姿勢を整えましょう！

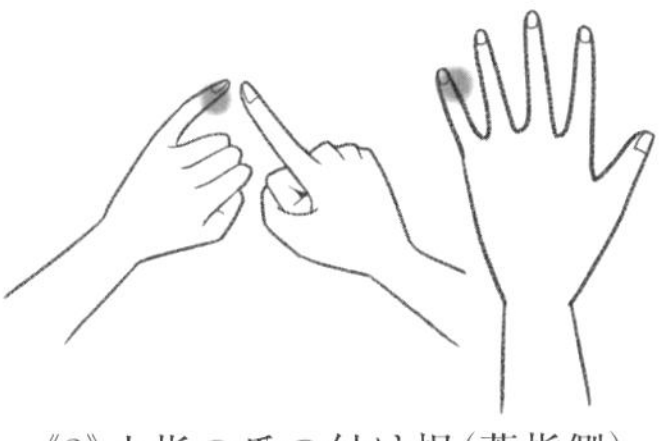

《2》小指の爪の付け根（薬指側）

①目を開ける

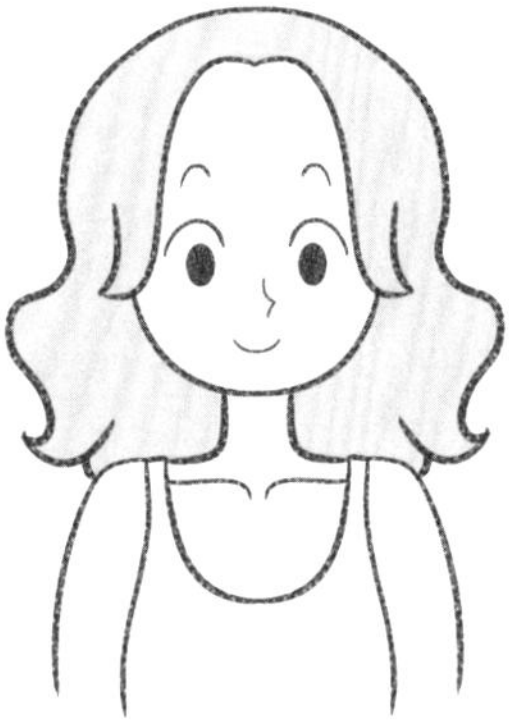

②目を閉じる

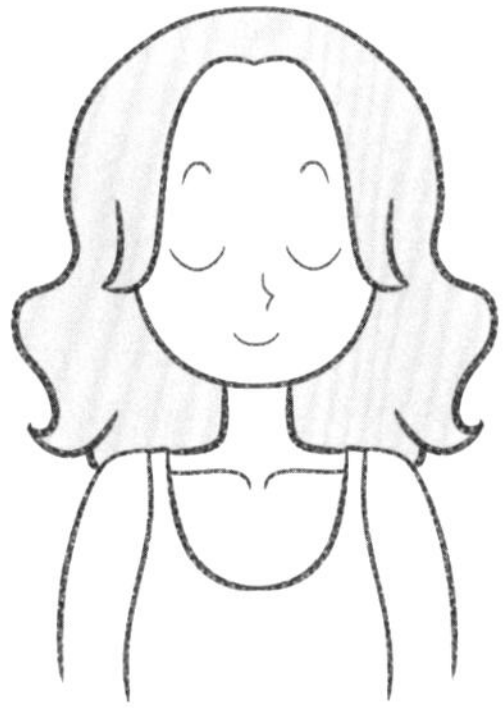

③左目だけで右足先を見る

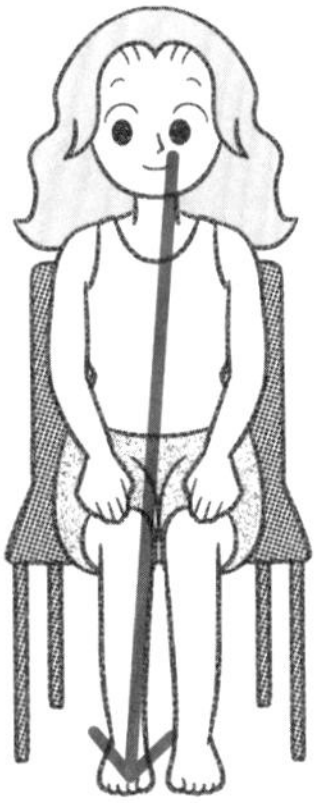

④右目だけで左足先を見る

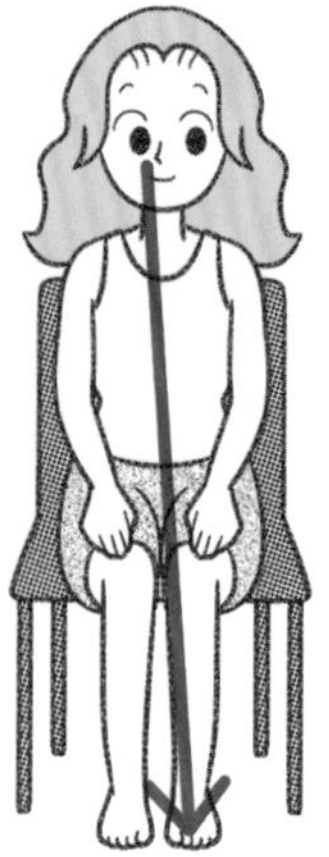

⑤目をぐるっと右回転

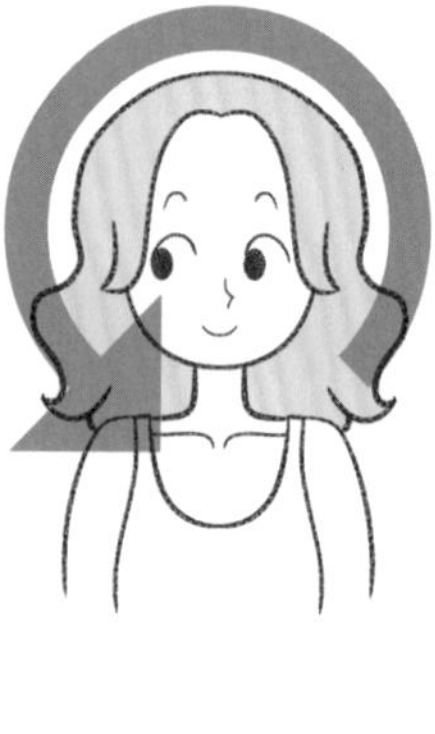

⑥目をぐるっと左回転

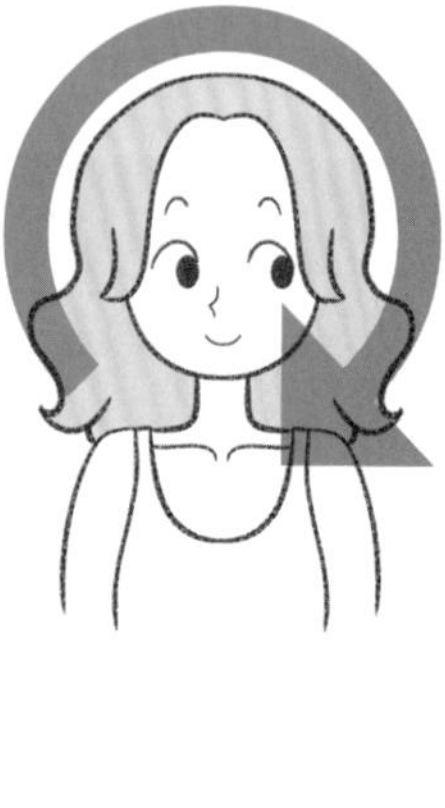

⑦目を正面に戻す

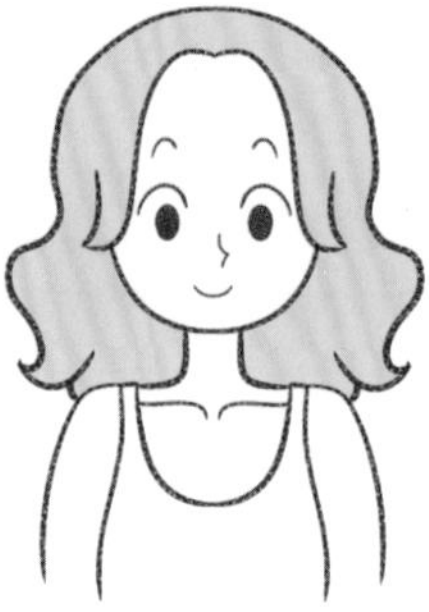

⑧好きな歌を1小節ハミング

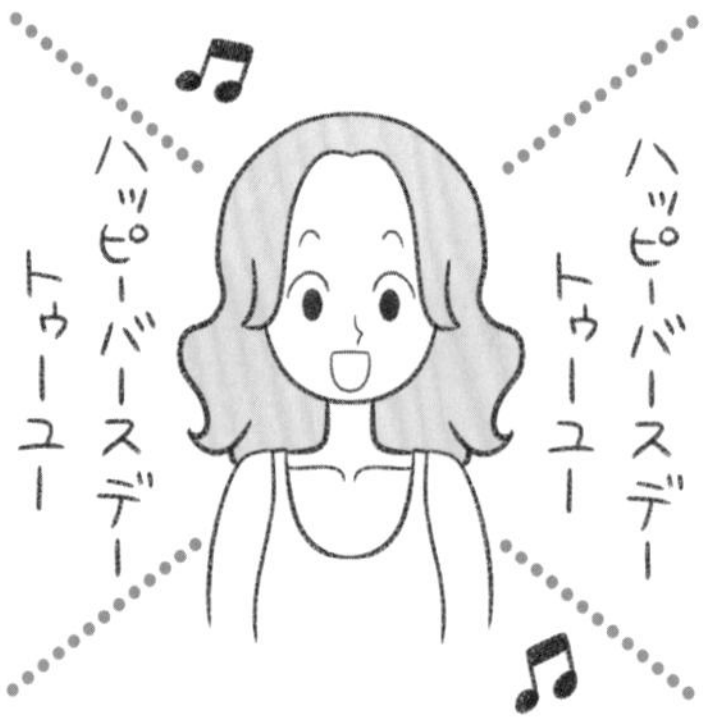
ハッピーバースデー
トゥーユー
ハッピーバースデー
トゥーユー

⑨数字を1～5まで数える

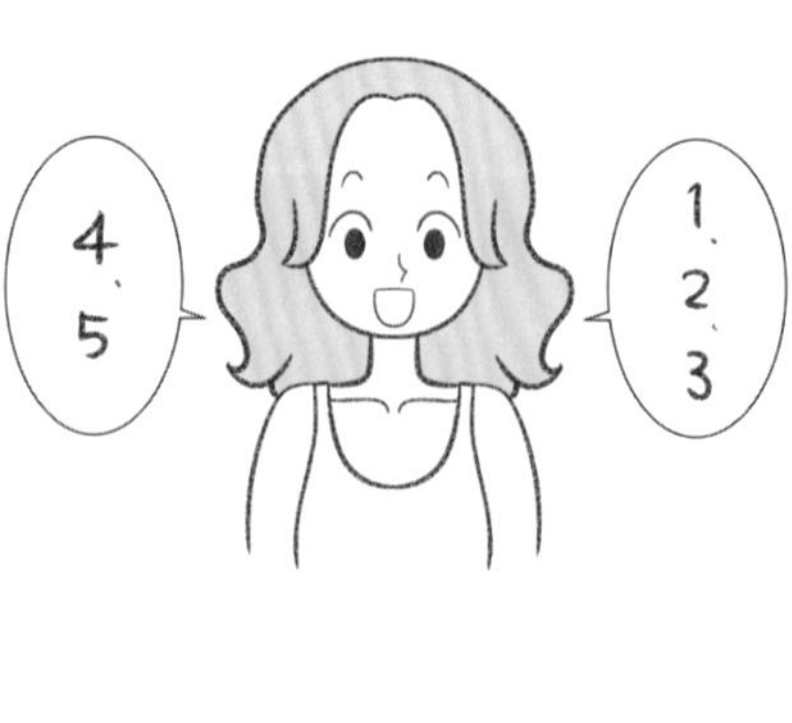
1、2、3
4、5

⑩好きな歌を1小節ハミング

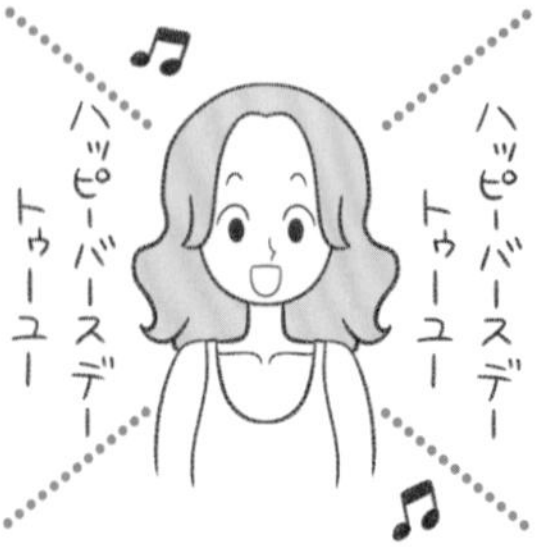
ハッピーバースデー
トゥーユー
ハッピーバースデー
トゥーユー

《3》それぞれ10回ずつタッピング

①目の下
②わきの下
③鎖骨下

《4》小指と薬指の間の水かきポイント（手の甲側）をタッピングしながら10秒ほどかけて目を床から天井に向けて動かす。

《5》不安の度数が下がったか

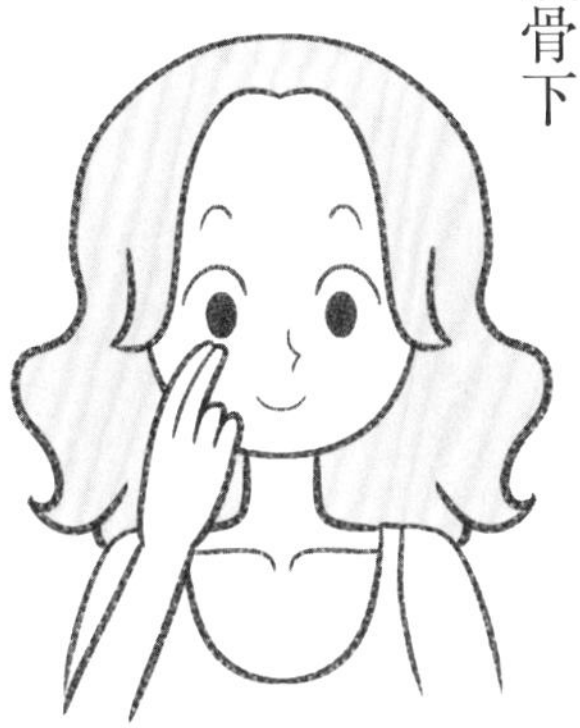
《3》－①目の下をタッピング

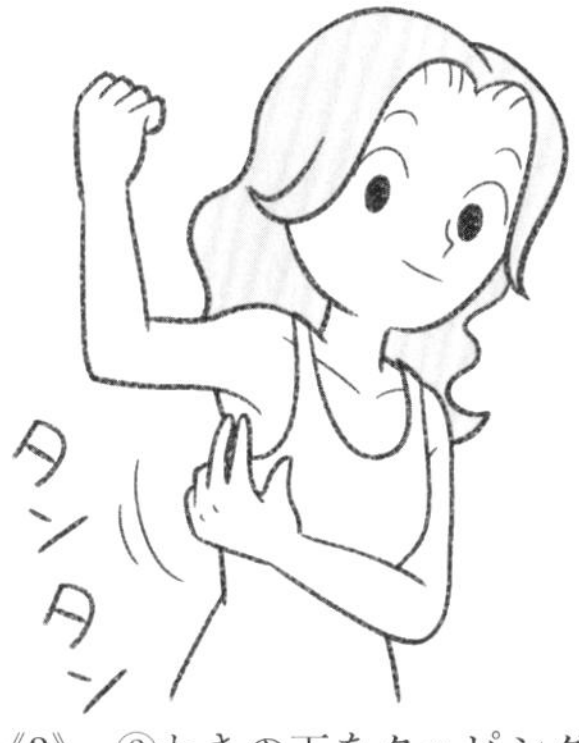

《3》－②わきの下をタッピング

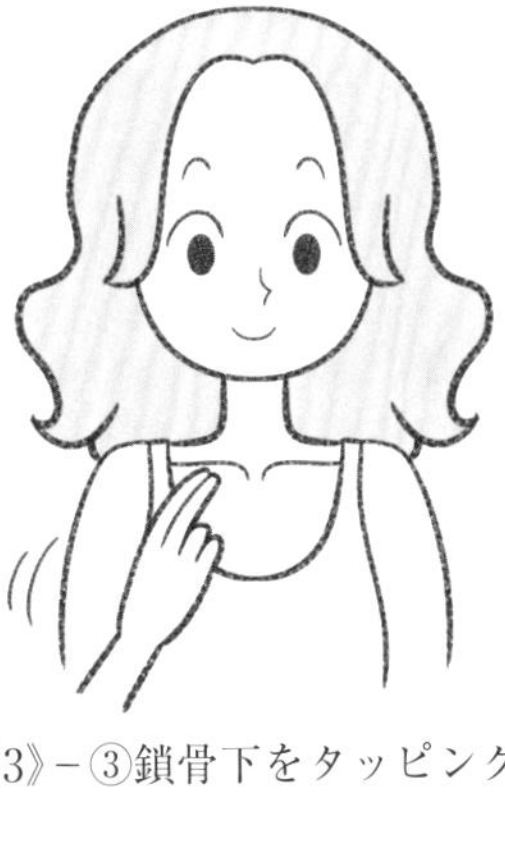
《3》－③鎖骨下をタッピング

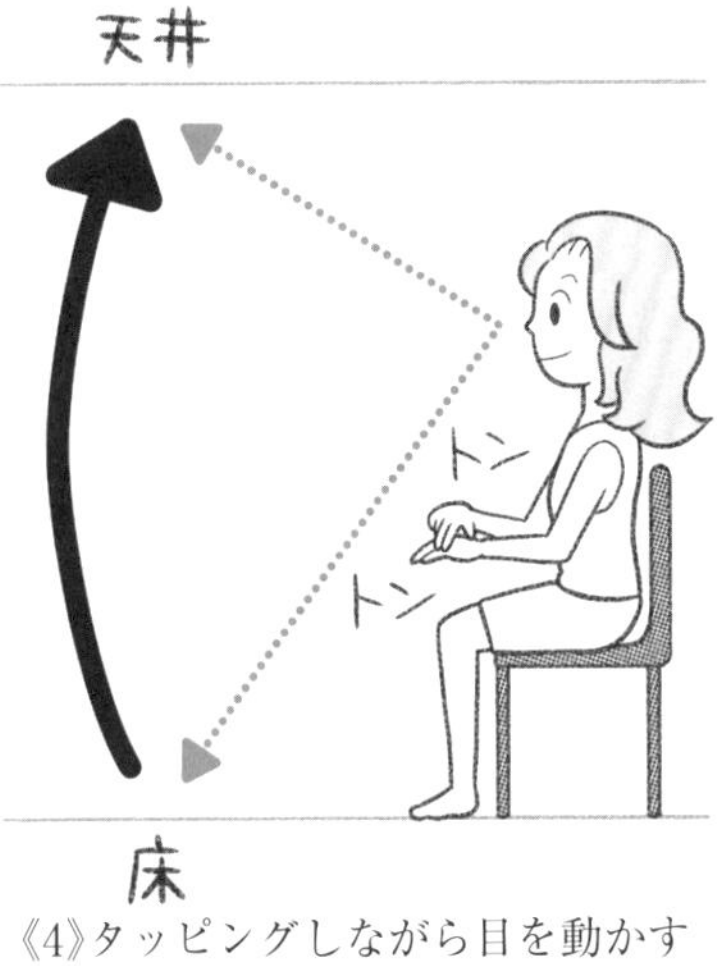

《4》タッピングしながら目を動かす

《5》効果を点数化

チェックする

0から10の間で点数化した数字を紙に書きます。

ダイエット中に、食べたい、飲みたいなどの欲求に負けそうになる時は、以下のタッピングを実践してみてください。

【食べたい・飲みたい欲求を消すタッピング】

《1》あなたが抱いている食べたい・飲みたい気持ちに集中する

《2》食べたい・飲みたい度数を紙に書く

「何も感じない爽快な状態」を0、「食べたくて・飲みたくて我慢できない状態」が最大を10として、0から10の間で点数化した数字を紙に書きます。

《2》欲求の度合いを点数化

《3》準備運動を行う

①「空手チョップポイント」を5秒から10秒程度タッピング。

タッピングの速さは5秒間に15回程度で、心地よい強さで行います。

②「鎖骨下」を首の中心から外側に向かって、両手を使い、心地よい強さで5、6回なぞります。

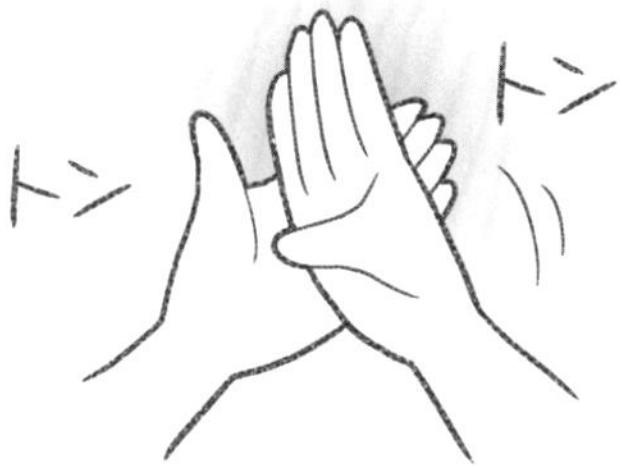

《3》−①空手チョップポイント

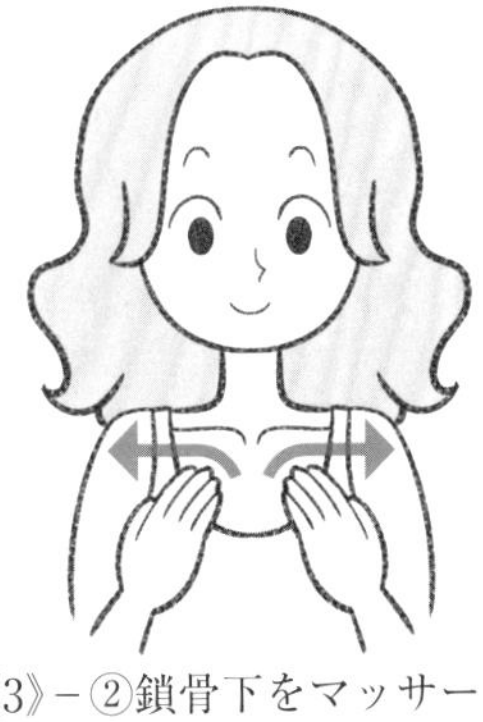
《3》−②鎖骨下をマッサージ

《4》それぞれ5秒間ずつタッピングする

①目の下
②鎖骨下
③わきの下

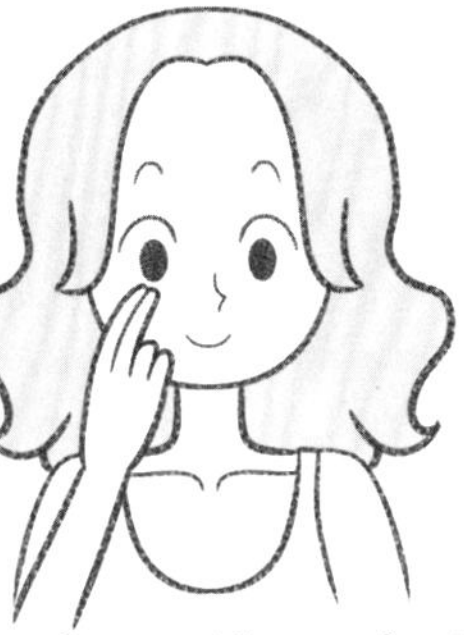
《4》−①目の下をタッピング

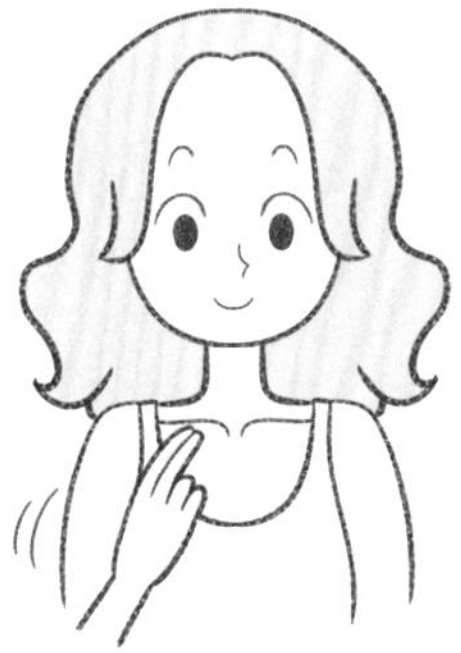
《4》−②鎖骨下をタッピング

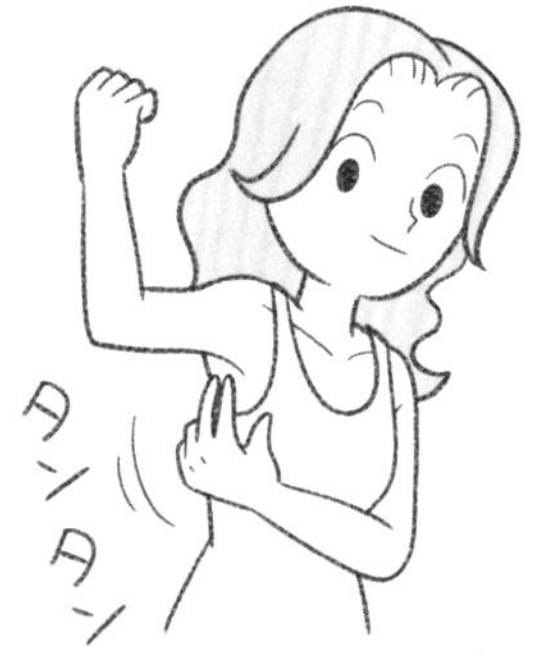

《4》−③わきの下をタッピング

《5》食べたい・飲みたい度数が下がったかチェックする

0から10の間で点数化した数字を紙に書きます。

さらに食べたい・飲みたい度数を下げたい方は、次の方法を加えてください。

【さらに食べたい・飲みたい欲求を消すタッピング】

《1》姿勢を整える

《2》小指の付け根（薬指側）をタッピングしながら①〜⑩を行う

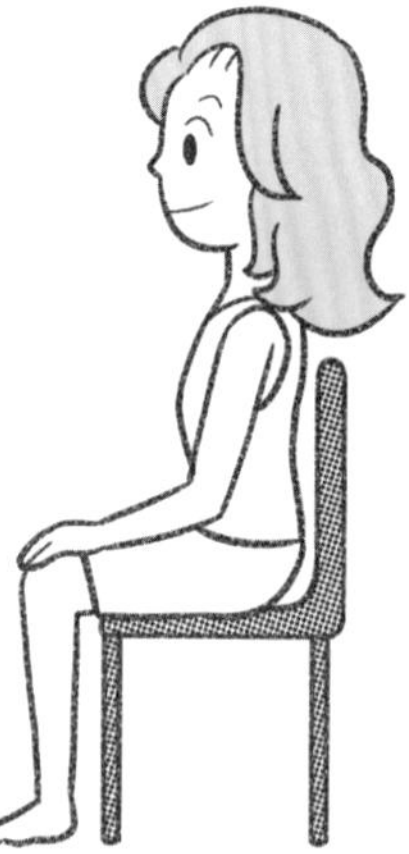

《1》座って姿勢を整えましょう！

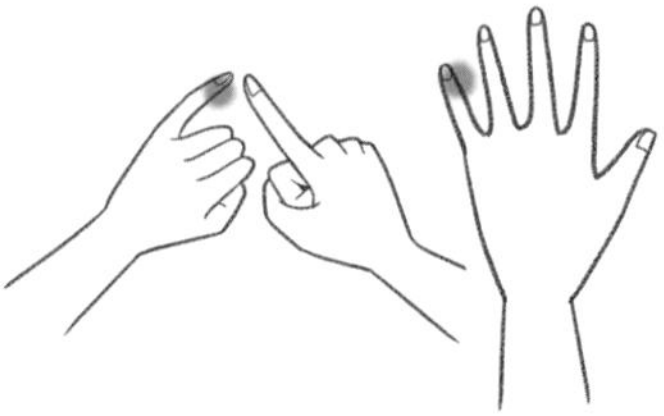

《2》小指の爪の付け根（薬指側）

①目を開ける

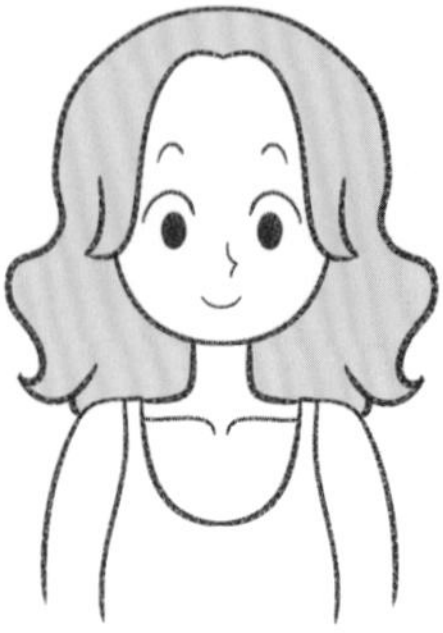

②目を閉じる

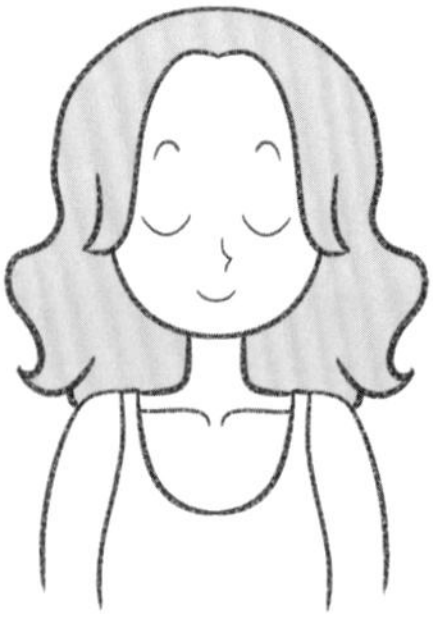

③左目だけで右足先を見る

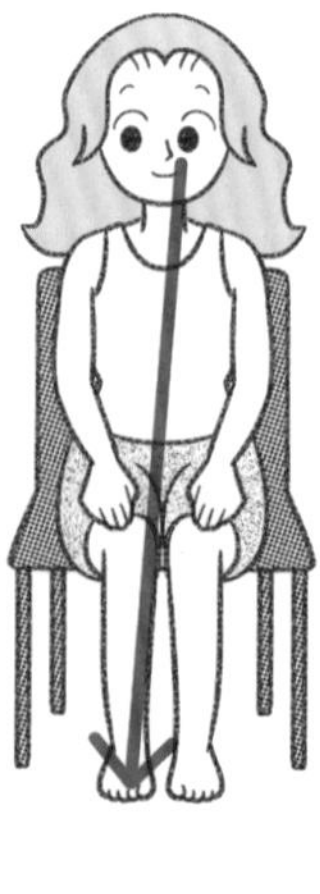

④右目だけで左足先を見る

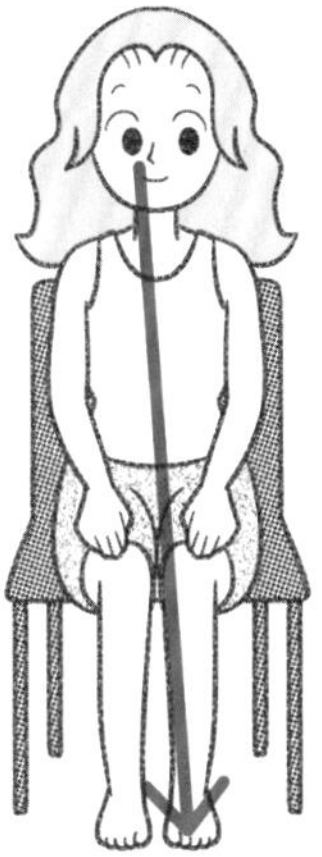

⑤目をぐるっと右回転

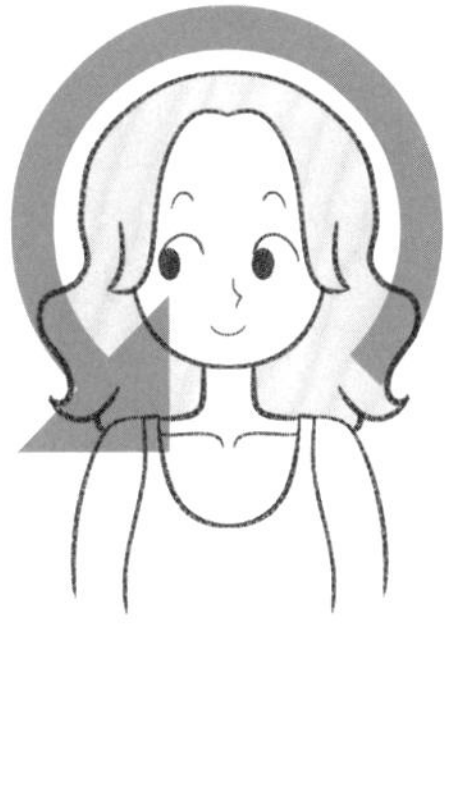

⑥目をぐるっと左回転

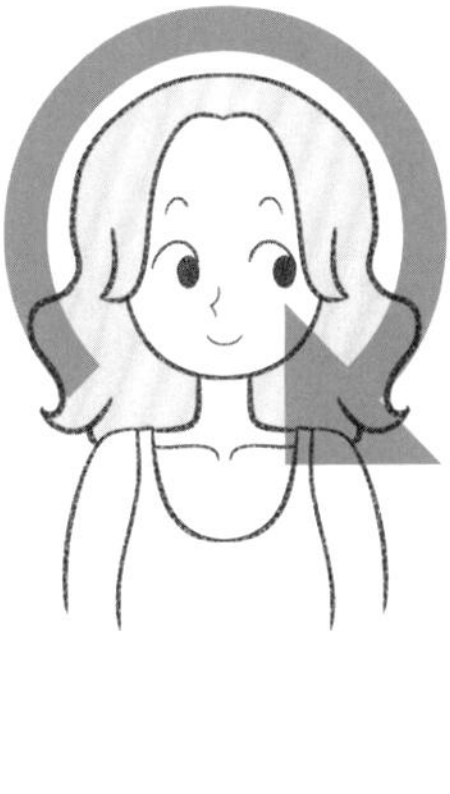

⑦目を正面に戻す

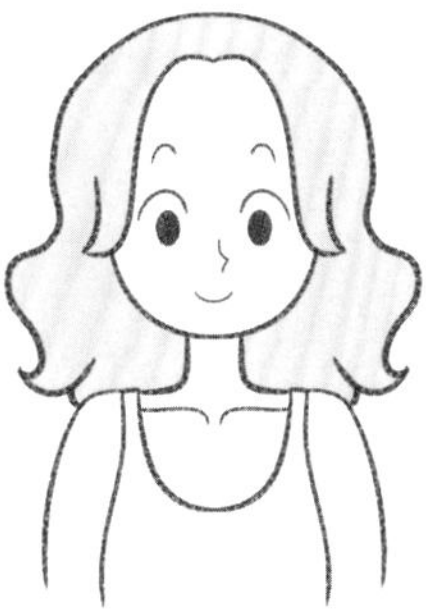

⑧好きな歌を1小節ハミング

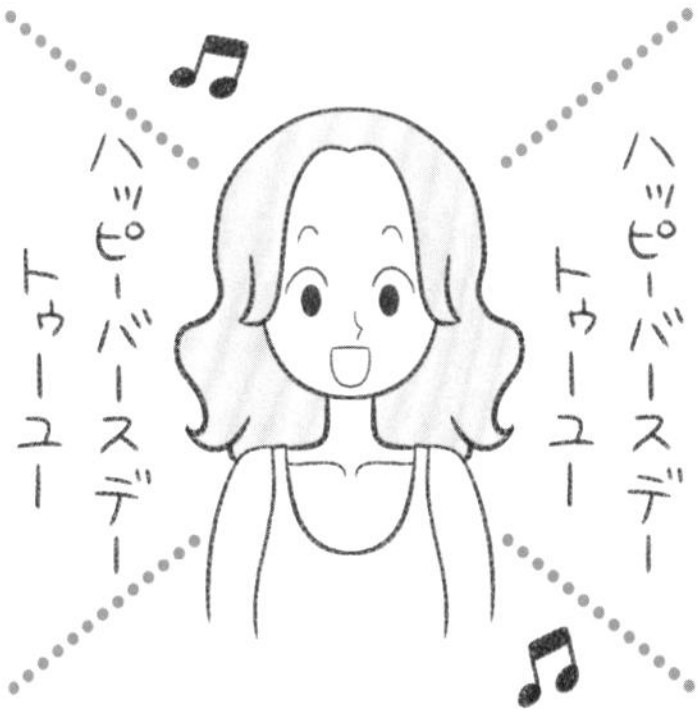
ハッピーバースデー
トゥーユー
ハッピーバースデー
トゥーユー

⑨数字を1～5まで数える

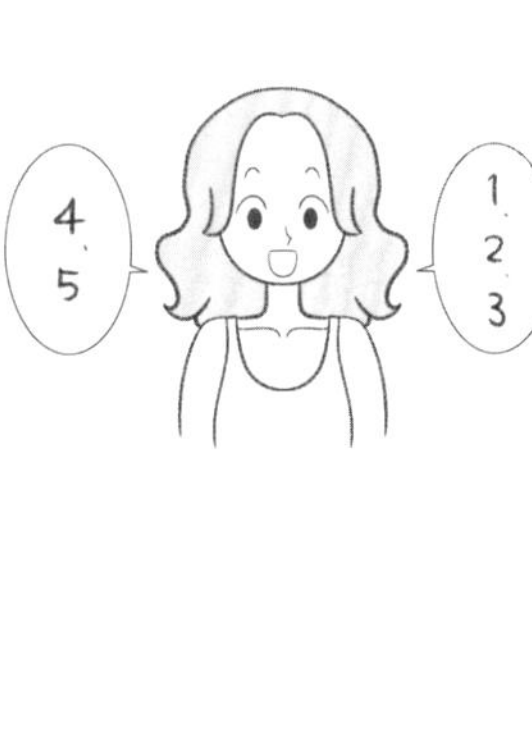
1, 2, 3
4, 5

⑩好きな歌を1小節ハミング

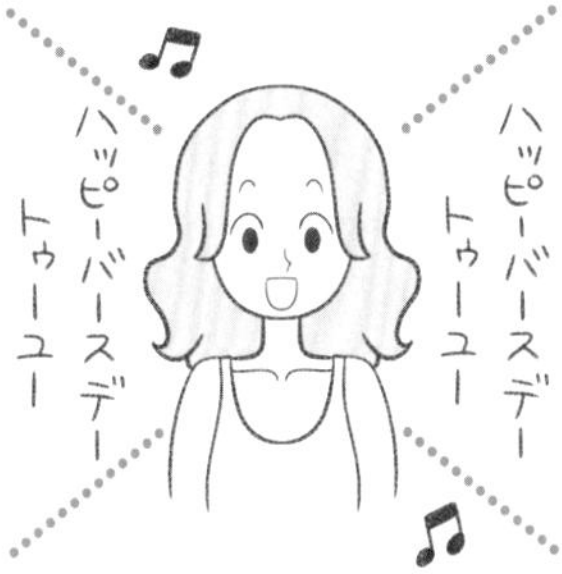
ハッピーバースデー
トゥーユー
ハッピーバースデー
トゥーユー

《3》それぞれ10回ずつタッピング

①目の下
②鎖骨下
③わきの下
④目の下
⑤鎖骨下

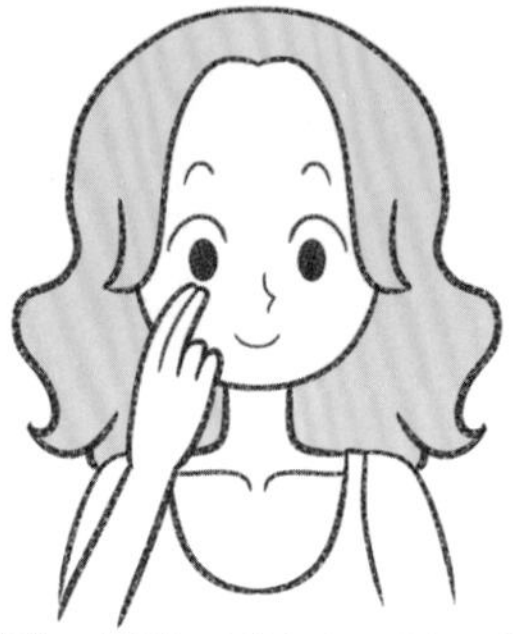
《3》－①目の下をタッピング

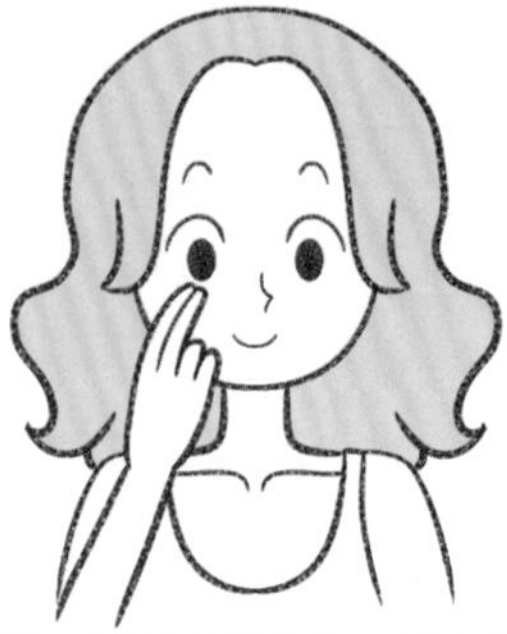
《3》－④目の下をタッピング

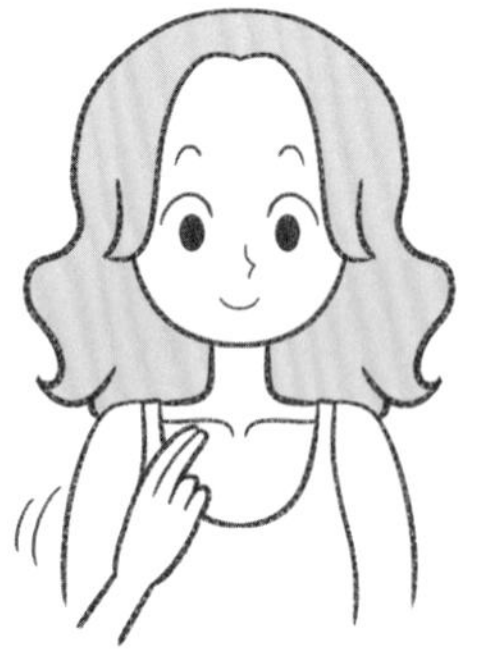
《3》－②鎖骨下をタッピング

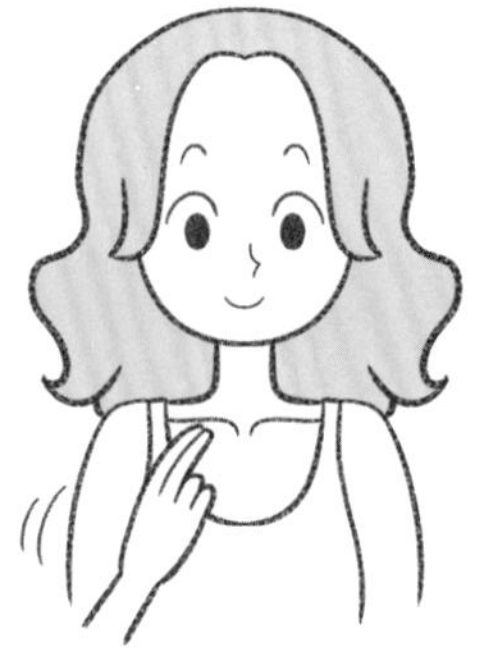
《3》－⑤鎖骨下をタッピング

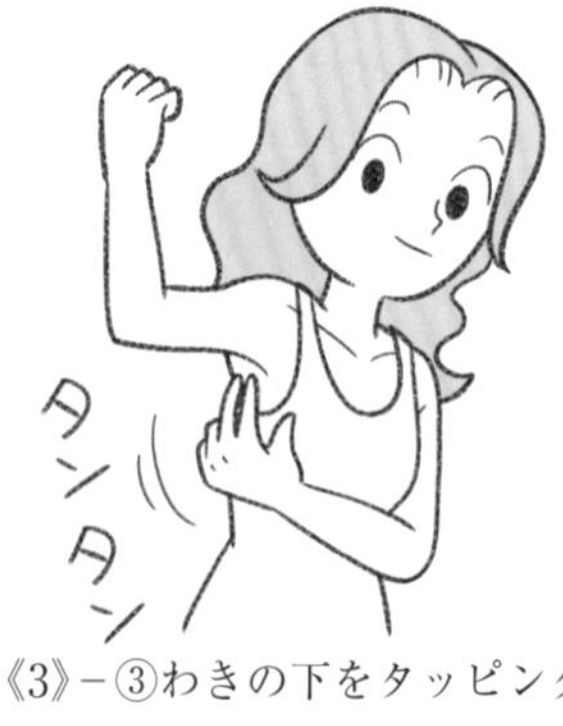

《3》－③わきの下をタッピング

《4》小指と薬指の間の水かきポイント（手の甲側）をタッピングしながら10秒ほどかけて目を床から天井に向けて動かす。

《5》不安の度数が下がったかチェックする

0から10の間で点数化した数字を紙に書きます。

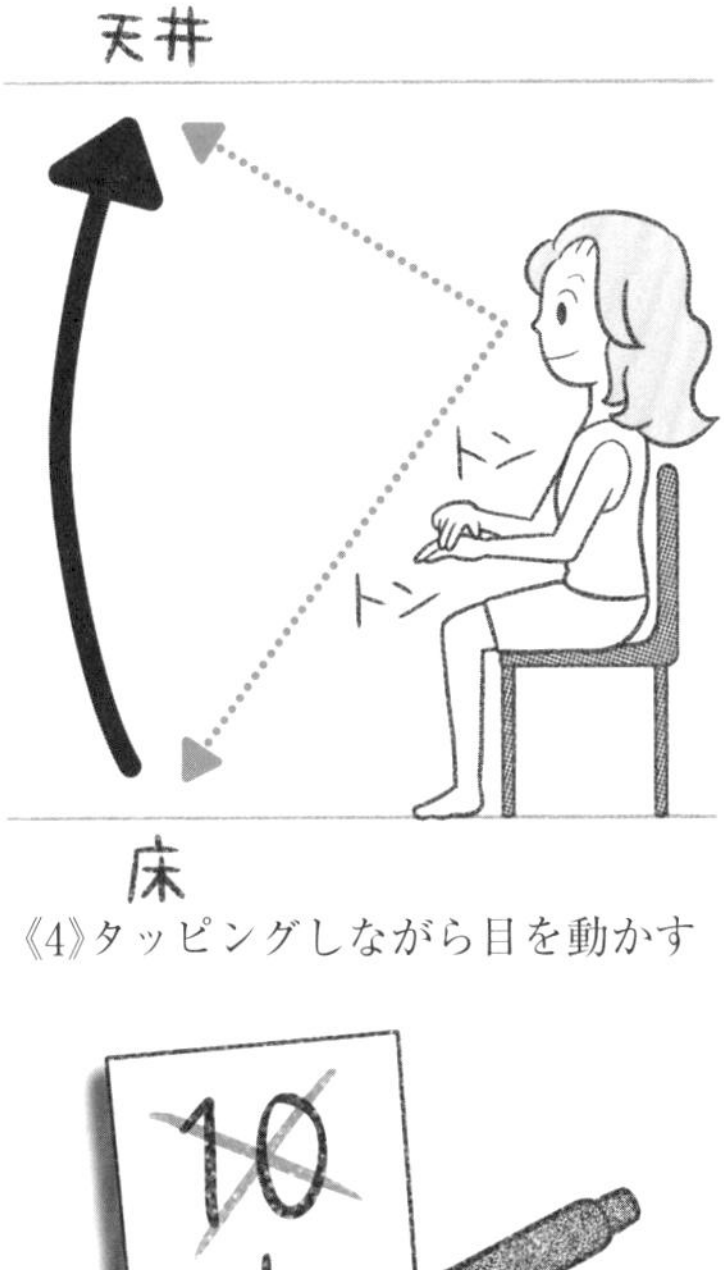

《4》タッピングしながら目を動かす

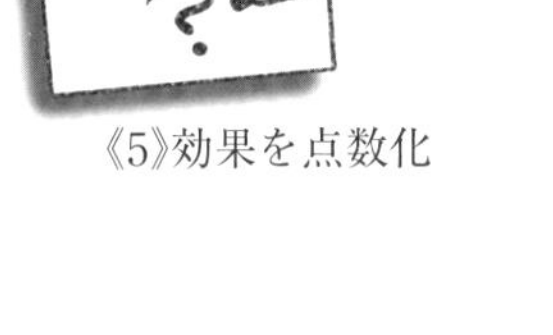

《5》効果を点数化

この本のタッピング以外にも、ミラクルタッピングには『**引き寄せタッピング**』『**脳力アップタッピング**』『**目ヂカラアップタッピング**』『**美顔タッピング**』『**瞬間リフトアップタッピング**』『**遠隔ミラクルタッピング**』など、オリジナルが多数あります。これらは全国で開催している『ミラクルタッピングスペシャリスト養成講座』でお伝えしています。受講後は協会認定のスペシャリストとしてプロとしての活動もできるようになります。

ミラクルタッピングをさらに深く学ばれたい方、プロとして活動されたい方は協会にお問い合わせください。

お問い合わせ先　http://www.e-more.org/contact.php?id=miracle

終わりに

最後まで、この本を読んでくださいましてありがとうございました。

読み進めていく中で、「スーパーキッズはお母さんが鍵を握っている」ということが分かると「自分がしないといけないんだ」と思われた方もおられることと思います。

「子どもを変えるのではなく、自分がポイントなんだ」

この事実に少しハードルを高く感じている方もおられるかも知れません。

でも実は「子どもを変える」よりも「自分が変わる」ほうが圧倒的に簡単なんです。しかも効果は絶大です。このことは子どものみならず、職場、ご近所付き合いなどの、その他の人間関係においても同じです。

安心してください。かつての私自身がそうでした。

以前の私は、人のことを「変えたい」と思っていました。

でも、それは無理な話です。

過去と他人は変えることはできません。でも、自分と未来は変えることができます。

私も「できるところから自分が変わろう」「自分自身の『マイナスの思い込み』や『心のブレーキ』を外していこう」と思い、実行してからは、周りが一気によいほうに変わっていきました。

もし「子どもを変える」対象のお子さんが2人いる方であれば自分1人の時の2倍の労力が必要です。3人であれば3倍です。

そう言うと「うちは子ども1人だから」なんて声も聞こえてきます（笑）。

実際に1人であっても同様です。

我が子であっても、別人格を持った自分とは違う存在だからです。

でも「自分を変える」対象は、自分1人です。

そして、1人が変われば、身近な何人もの人がよい方向に変わっていきます。

私は人から見ると、苦難の連続だったようです。

・幼少期にＤＶ体験を受けた
・20代で父を亡くした
・その後は毎日、母の下着の洗濯をし、食事を作るようになった
・20代後半で余命宣告を受けた
・臨死体験をした
・数年前まで極度の人見知りで、人前ではまったくと言っていいほど話ができなかった
・阪神淡路大震災で被災し、家を失った
・数年前にリストラにあった

当時は、本当に辛い思いを抱いたまま生きていました。

しかし、ミラクルタッピングで辛い感情を外してからは、そのすべてが、かけがえのないギフトとなりました。

幼少期のＤＶ体験では「日常」の眩しさ、尊さを、早くに他界した父にはいろいろなことを教えてもらいました。今でも父に見守られているような気がします。大好きな自慢の父です。

母には生まれてからずっと、たくさんの愛情を注いでもらいました。意気消沈した母の下着の洗濯ができ、食事を作れて幸せでした。

余命宣告と臨死体験は、日常に溢れている『奇跡』を眩しく、そして優しく照らしてくれました。

ＤＶ体験の影響から、人前で話せなかったことがリミットブレイクマスター(Ｒ)や、ミラクルタッピング(Ｒ)の開発につながりました。おかげで今では人前で話すことが大好きになりました。同じ想いを持ったかけがえのない仲間が全国、そして世界にいます。

震災を通して、日常という名の奇跡を身をもって知りました。

リストラのおかげで心からやりたかった事業を立ち上げることができました。

今、壁にぶつかっている人は、人生で最大のギフトが目の前にある状況なのかもしれません。生きていること自体が奇跡の集まりであり、最大のギフトです。

生きていること。
あなたとつながっていること。
あなたが存在してくれていること。
『人生はかけがえのないギフトの集まり』です。
あなたと、子どもたちの未来は眩しく輝いています。

いつも多くの学びを与えてくださる「人生の師」七田チャイルドアカデミー藤山社長、七田チャイルドアカデミーのみなさまに感謝します。今回出版の機会をくださいました創芸社の吉木社長、素晴らしい編集をしてくださった岸元さん、同じ想いを持った大切な仲間、いつも笑顔で支えてくれる妻と娘、そしてあなたに、心から感謝します。

「すべてに心からの感謝を込めて」

とみ太郎こと山富浩司

著者プロフィール

山富浩司（やまとみ　こうじ）
「心のブレーキを外して『引き寄せ』を加速させる専門家」

一般社団法人イーモアマインドクリエーション協会代表理事。

1961年11月1日生まれ。兵庫県姫路市出身。

幼少期のＤＶ経験から極度の人見知り、対人恐怖となる。20代で大病を患い、余命宣告を受けて何度も死の淵をさまよう。このときに「臨死体験」を経験。奇跡的に回復するも、1995年の阪神・淡路大震災で財産全てを失う。長年勤めた会社を2011年にリストラを受ける。同時に大病から生還して以来2,000万円以上を費やして研究を続けていた『引き寄せの公式』をついに完成させる。

引き寄せの公式を使って「心のブレーキ」を外すことに主眼を置き、「ミラクルタッピング®」「リミットブレイクマスター®」「エネルギーマイスター®」を開発。

その後はまさに『引き寄せ』のオンパレード。劇的に人生が好転していく。

その後数カ月のうちに出版、ＮＨＫテレビの全国放送出演、協会の設立と代表理事就任、株式会社の立ち上げ、全国からのセミナーオファー、ハワイにセミナールーム開設、素晴らしい人間関係の構築、大幅な収入増など別世界に突入。


年間セミナー、講演数は300回超。セッション、カウンセリングは述べ10,000人以上。

セッションを行う上でのポリシーは「リピーターを作らないこと」。

依存ではなく自立の応援を信条とし「1回で結果が出るセッション」は現在では数か月待ちの状態が続いている。


プライベートでも幸せな家庭や大切な友人ができ、「引き寄せの達人」と言われるほどに、公私ともにメソッドの効果を体現。

『心のブレーキを外すと、人生は加速してよくなる！』『誰でもいつからでも夢はかなう！』をテーマに、誰でも何度でも、どんなジャンルでも、意図的に「引き寄せ」を起こす方法を、「超引き寄せセミナー」、講演、養成講座、セミナー、カウンセリングを通して伝え、全国、そして海外でも精力的に活動中。

著書に『1分間たたくだけ　タッピングダイエット』（遊タイム出版）、『自分史上最高の幸福がふりそそぐ　タッピングセラピー』（遊タイム出版）がある。

（ブログ：アメブロ）
http://ameblo.jp/tomitarou2008/

（Facebook：山富浩司）
https://www.facebook.com/koji.yamatomi

（山富浩司ホームページ）
http://www.tomitarou.com/

（協会ホームページ）
http://www.e-more.org/

スーパーキッズを育む **簡単ミラクルタッピング**

2015年4月4日　初版発行
著　者　山富浩司
発行人　吉木稔朗
発行所　株式会社 創芸社
〒150-0031　東京都渋谷区桜丘町2番9号　第1カスヤビル5階
TEL　03-6416-5941　　FAX　03-6416-5985
印刷所　ハタ技術研究社
ISBN978-4-88144-204-3 C0095